HULLER DICH *frei!*

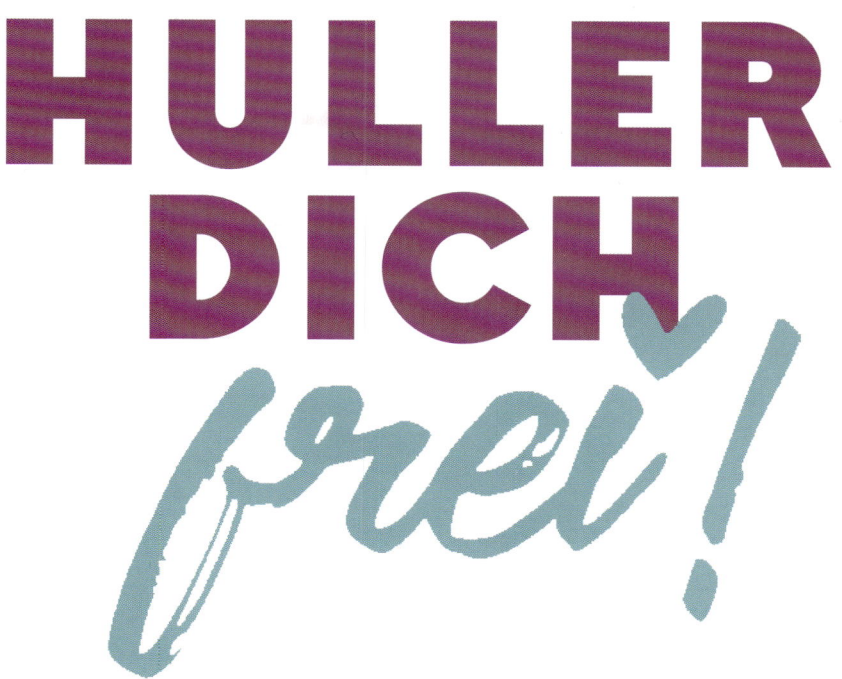

STARK UND GLÜCKLICH
DURCH HULA HOOP-FITNESS

ELLI HOOP

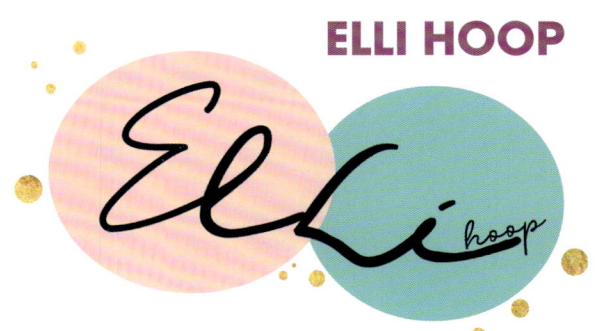

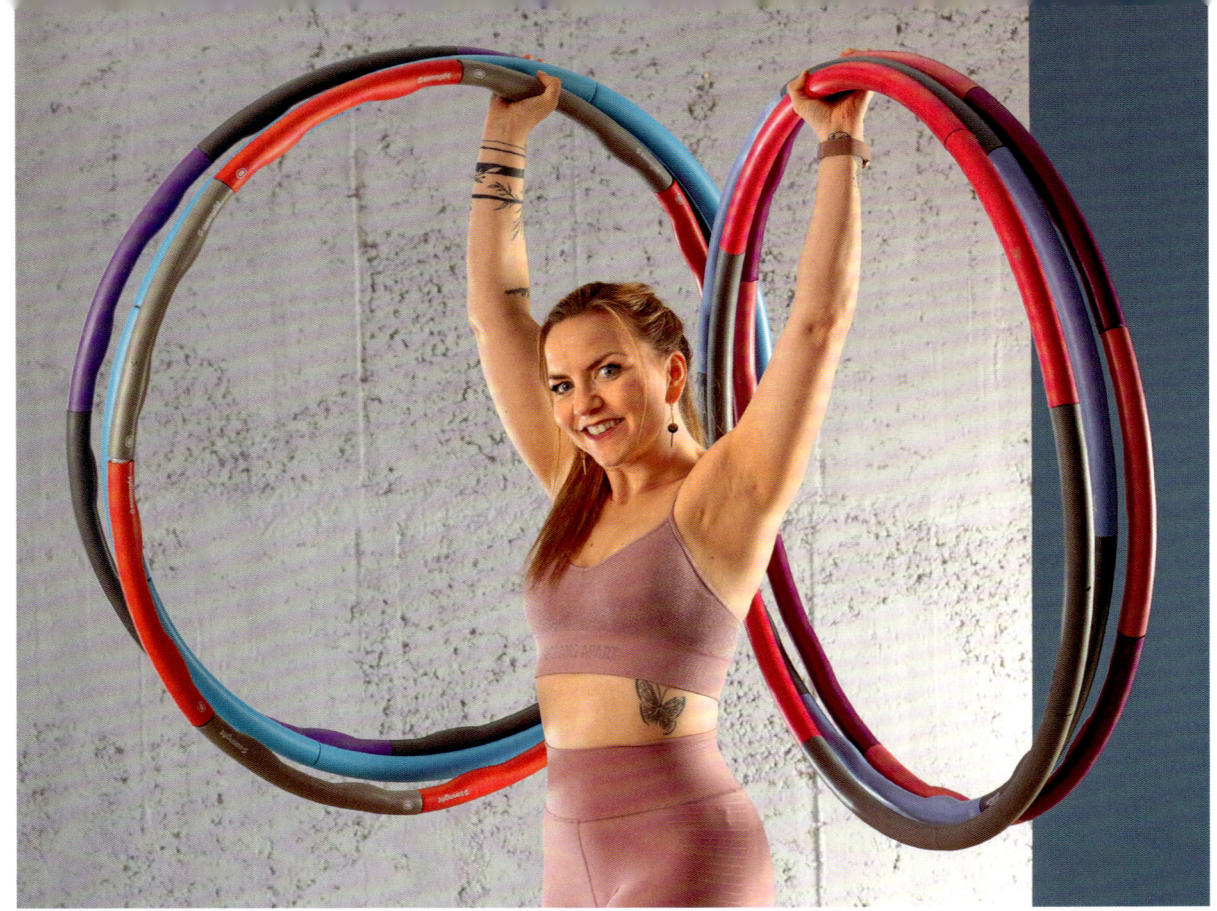

Impressum

PRODUCING: Britta Sopp und Tina Bungeroth, ZweiKonzept GbR
FOTOS: Frank Schuppelius
COVERGESTALTUNG: Eva Grimme
LAYOUT UND SATZ: Michael Feuerer
DRUCK UND BINDUNG: Tiskárna Grafico s.r.o., Tschechische Republik

6. Auflage 2021
© 2020 frechverlag GmbH, Turbinenstraße 7, 70499 Stuttgart
ISBN 978-3-7724-4554-5 · Best.-Nr. 4554

INHALT

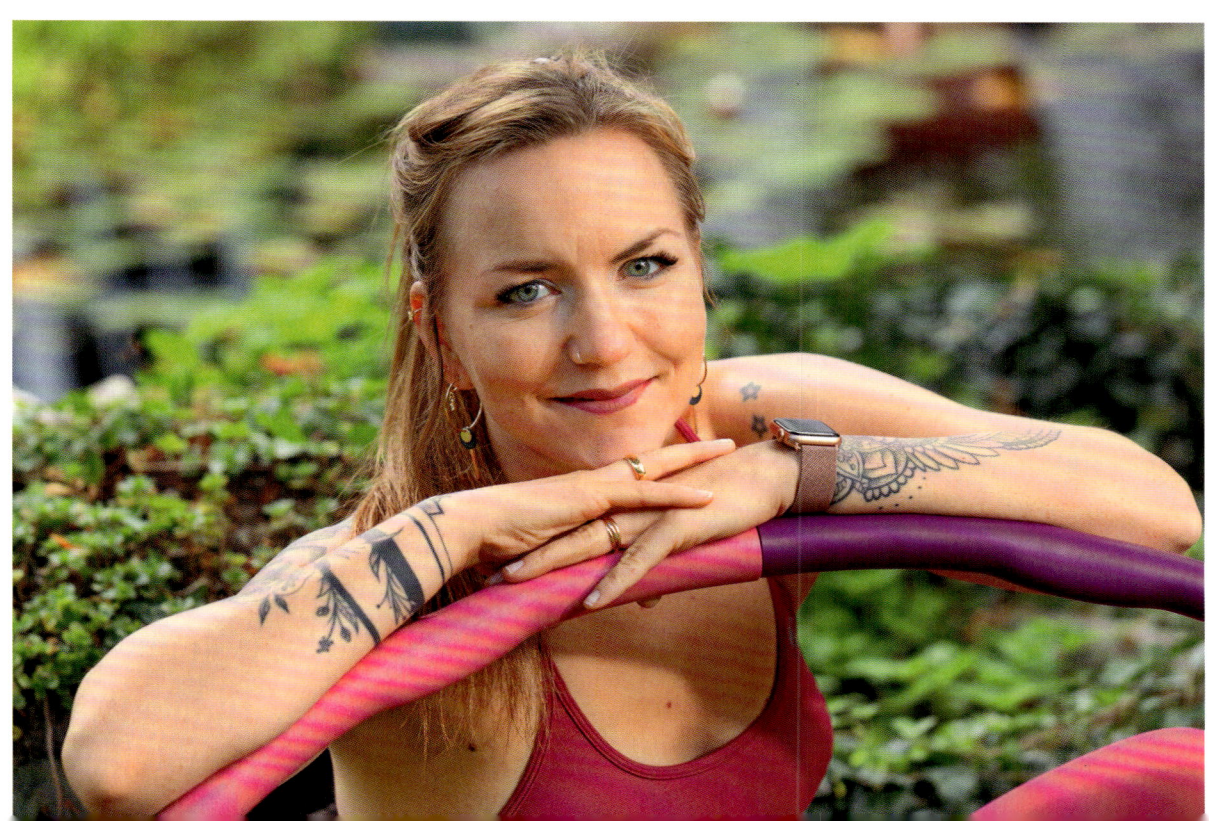

Meine Story

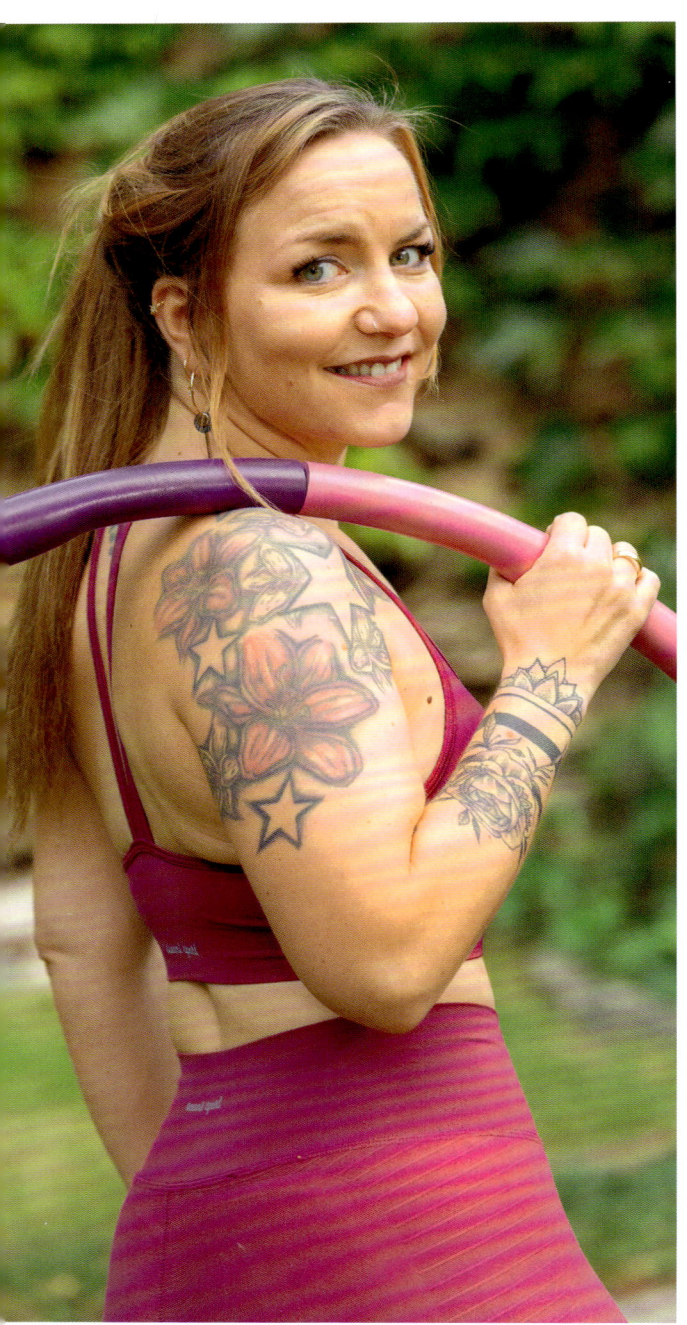

Tja, wer hätte gedacht, dass es mal so weit kommt, dass ich ein Buch über das Thema Hula Hoop schreibe. Sport und ich waren nie eine gute Kombination. Sobald ich mich für Sport auf eine Matte oder sonst etwas legen muss, verspüre ich bis heute den starken Drang, mich auszuruhen. Und auf gar keinen Fall irgendetwas Sportliches zu tun.

„Sport und ich waren nie eine gute Kombination."

Aber so nahm ich immer weiter zu und fühlte mich von Jahr zu Jahr unwohler in meinem Körper. Drei Schwangerschaften, die Trauer um meine verstorbenen Eltern und die damit verbundene Angst vor dem Alleinsein trugen auch nicht gerade dazu bei, meinen Körper schön zu formen. Im Gegenteil. Ich aß unkontrolliert und ungesund.

Das Allerschlimmste für mich war allerdings mein Beckenboden. Fehlende Rückbildung nach dem zweiten Kind und die Tatsache, dass ich schon immer eine sehr schwache Blase hatte, führten bei der dritten Schwangerschaft dazu, dass mein Beckenboden quasi komplett aufgab. Mein Bindegewebe im Übrigen auch. Was es für mich bedeutete, mit Anfang 30 das Haus nicht mehr ohne „Windel" verlassen zu können, muss ich vermutlich nicht erklären.

Meinen Po und den Rest des Körpers versuchte ich mit stylischer Kleidung gut zu verpacken und mein Gesicht wollte ich mit Contouring irgendwie schmaler zaubern. Allerdings meist ohne

Erfolg. Das einzige, was ich ok fand, war ehrlich gesagt mein Dekolleté. Und das war auch das einzige, das gern hätte bleiben dürfen, war aber nicht so. Mit den Kilos verschwand auch langsam, aber sicher das volle Dekolleté. Aber hey, ein bisschen Schwund ist ja bekanntlich immer. So oder so: Ich musste etwas tun. Nicht nur, um die extra Kilos loszuwerden, sondern vor allem, um meinem Beckenboden wieder die nötige Stärke zu geben, die er braucht, um mich auch mal wieder hüpfen zu lassen. Oder niesen, oder husten. Denn beim Lachen und selbst beim laut Sprechen oder auch mal Schimpfen blieb die Hose nicht trocken.

Was mache ich hier eigentlich gerade? Wer redet da schon gerne drüber? Aber schauen wir den Tatsachen mal ins Gesicht. So ist es halt.

Tja, aber welchen Sport kann man machen, wenn man mit drei kleinen Kindern zu Hause und eben der sportfaulste Mensch der Welt ist? Wer Kinder hat, weiß, wie anstrengend ein Tag zu Hause sein kann. Und dann noch Sport? Ich war schon immer ein Instagram-Fan. Abends auf dem Sofa schaute ich mir Fitnessprofile an, während ich Schokolade aß. Irgendwann sagte mein Mann beiläufig: „Also vom Fitnessvideos-Anschauen wirst du auch nicht schlank." Bähm! Das tat weh. Mein Mann meinte dies definitiv nicht böse. Im Gegenteil. Ich kenne und liebe seinen Humor. Aber dieser Satz hat mich trotzdem tief getroffen. Nicht weil er es sagte, sondern weil ich wusste: Er hatte Recht. Mein Gedanke: Jetzt erst recht. Ich lieh mir von einer Freundin eine Kettlebell (ein Kugelgewicht mit einem festen Griffbügel) und Hanteln. Und von Tag Eins an verstaubten die Dinger in der Ecke meines Wohnzimmers. Denn auch wenn ich wusste, wie effektiv die Dinger sind: Ich konnte mich nicht motivieren. Mein Frust wurde größer und jeden Tag wurde ich auch ein Stückchen saurer auf mich selbst – sagt man das überhaupt so? Du weißt sicher, was ich meine.

Ich war nicht weit weg von dem Satz: „Ich hasse mich", und ich war mir der starken Bedeutung des Wortes HASS stets bewusst. „Elli, du hast drei Kinder, es ist ok so. Steh dazu!" sagte ich mir dennoch jeden Morgen. Und auch von meinen Freunden hörte ich ständig den Satz: „Dafür, dass du drei Kinder bekommen hast, siehst du doch gut aus." Und jedes Mal tat der Satz weh. Er war nie böse gemeint. Er sollte mich ja sogar aufmuntern. Aber trotzdem wollte ich es nicht wahrhaben. Da ich aber Mode mag, sprang ich über meinen Schatten und kaufte mir einfach neue Klamotten in Kleidergröße 42/44, anstatt mich jeden Morgen in meine alte Kleidung in Größe 38 zu quetschen. Die neue Kleidung ließ mich einfach wieder atmen. Aber das blöde Gefühl in Bezug auf meinen Körper blieb.

„Ich wollte mich einfach wieder wohlfühlen in meiner Haut."

Hier möchte ich aber betonen, dass Frauen mit Kleidergröße 42/44 mindestens genauso schön sind wie alle anderen. JEDE Größe ist schön. Wenn man sich wohlfühlt. Ich hingegen fühlte mich mies und wollte etwas ändern.

„Wenn ich das Fett schon nicht loswerde, tue ich wenigstens mal was für meinen Beckenboden", habe ich gedacht. Ich bekam Physiotherapie, was auch half, jedoch hätte ich die Übungen jeden Tag zu Hause wiederholen müssen, um dauerhafte Erfolge zu erzielen. Tja, und da hat mir meine Faulheit mal wieder einen Strich durch die Rechnung gemacht. Außerdem kam ich mir ehrlich gesagt vor wie eine Oma, wenn ich abends neben meinem Mann auf die Sofakante vorrutschte, um mit meinen Schamlippen einen Grashalm zu pflücken. Kurz gesagt: Ich war weeeeiiit weg davon, mich schön und sexy zu fühlen.

WIE ALLES BEGANN

Plötzlich sah ich bei Instagram, dass eine Hebamme Hula Hoop als Unterstützung zur Rückbildung und somit für den Beckenboden empfahl. „Hula Hoop? Dieses runde Ding, das ich als Kind schon nicht benutzen konnte?" Trotzdem klang es interessant. Ohne groß zu überlegen, kaufte ich mir für 27 Euro einen Reifen. Schließlich hatte ich schon oft genug im Leben 27 Euro für Mist ausgegeben. Einmal mehr oder weniger machte auch nichts mehr aus. So rechtfertigte ich meinen Kauf schon, als ich im Warenkorb auf „jetzt kaufen" klickte.

Wenige Tage später war er also da. Dieser Hula Hoop-Reifen. Ehrlich gesagt, war ich total verwundert. Ich erwartete ein riesengroßes Paket. Aber er kam in Stücke zerlegt. Standard, wie ich mittlerweile weiß. Somit stand ich vor der ersten Herausforderung: dem Zusammenbau. So schwer konnte es ja nicht sein. Denkst du. Ich steckte die Elemente zusammen und probierte meine erste Runde. Keine Sekunde später flog der Reifen in all seinen Einzelteilen durch unser Wohnzimmer. Bravo Elli, toll gemacht. Mein Mann baute den Reifen erneut zusammen. Eigentlich ein Kinderspiel, wenn man die Elemente so fest zusammensteckt, dass ein „Klick"-Geräusch zu hören ist.

„Nach spätestens fünf Minuten flog der Reifen in die Ecke und ich voller Frust aufs Sofa."

Aber warum zum Teufel konnte ich den Reifen dennoch nicht drehen? Was ich auch versuchte, nach spätestens zwei Umdrehungen knallte der Reifen zu Boden. Immer und immer wieder versuchte ich es und nach spätestens fünf Minuten flog der Reifen in die Ecke und ich voller Frust aufs Sofa. Ich war im Zwiespalt. Der Reifen war zum Greifen nah, meine Motivation hingegen so fern wie der Mond. Aus irgendeinem Grund versuchte ich es trotzdem ab und zu. Und jeden, der bei mir zu Hause reinkam, sich den Reifen schnappte und einfach loskreiste, hätte ich am liebsten in hohem Bogen aus dem Haus geworfen. Aber da ich eine gute Erziehung genießen durfte, lächelte ich bloß und verließ möglichst schnell den Raum, damit der Reifen außer Sichtweite blieb. Es war meine Freundin Lin, die den Reifen nahm und sagte: „Ich glaube, man muss dabei den Bauch anspannen."

„Mit jeder Umdrehung, die der Reifen oben blieb, wuchs meine Motivation!"

Ich nahm den Reifen, spannte den Bauch so fest an wie es nur ging und kreiste erneut. Und wie durch ein Wunder hielt ich den Reifen für ganze vier Umdrehungen oben. Aha, dieser Bauch also. Ich versuchte es weiter und mit jeder Umdrehung, die der Reifen oben blieb, wuchs meine Motivation ins Unermessliche. Das war der Moment in dem Elli Hoop erwachte!

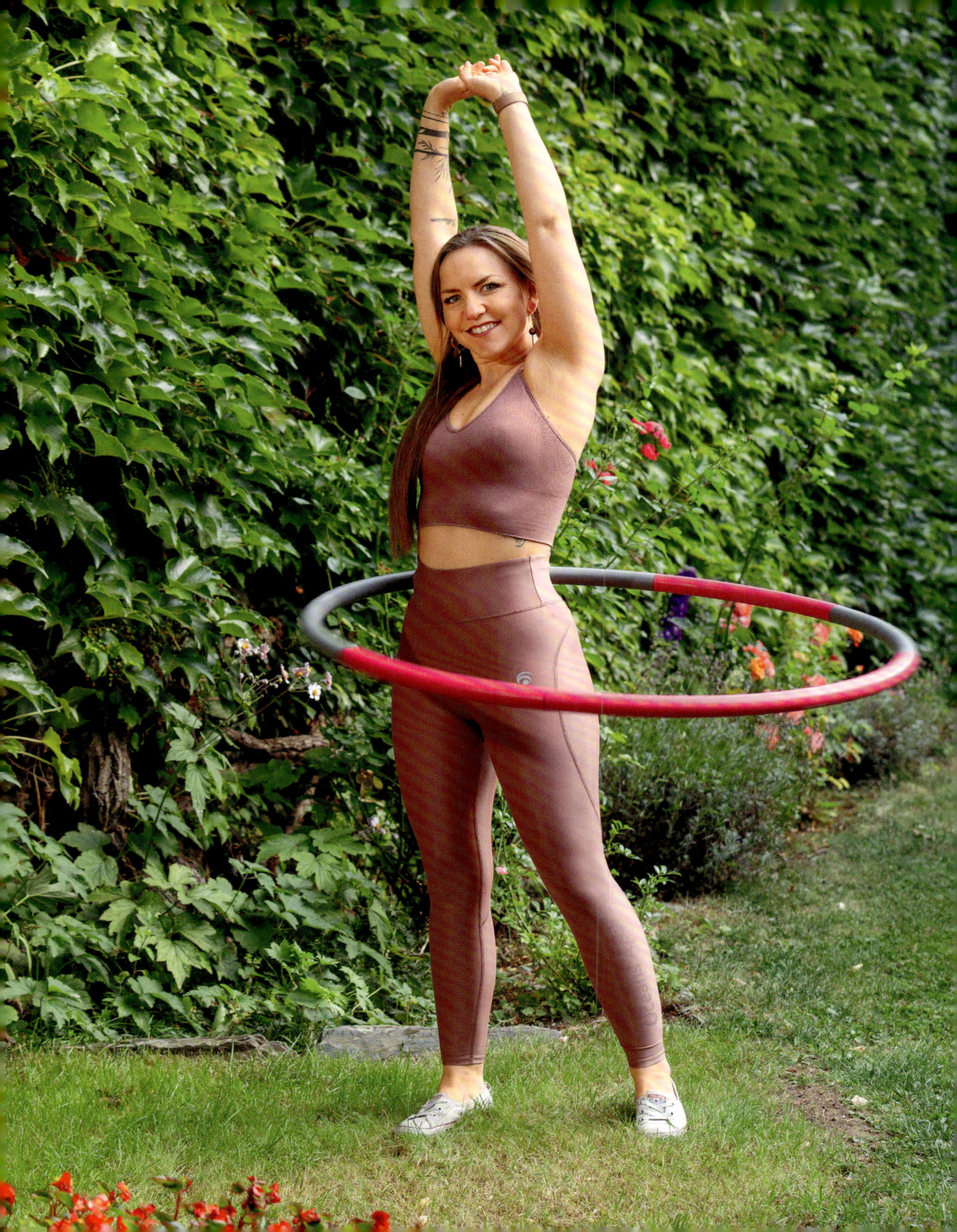

MEINE MOTIVATION

So nahm ich mir ständig den Reifen und übte das Kreisen. Allerdings wurde ich schnell von blauen Flecken gebremst. „Wieso sagt einem denn keiner, dass man blau wird vom Reifen?" Aber danach nahm alles seinen Lauf. Der Reifen und ich wurden richtige Freunde und irgendwann verging kein Tag mehr, an dem ich nicht hullerte.

Bereits nach wenigen Wochen spürte ich eine Verbesserung meines Beckenbodens. Und auch meine Taille wurde zusehends schmaler.

„Super, das Teil bringt also wirklich was!" Ich kreiste und kreiste. Fast jeden Abend vor dem Fernseher. Mit jeder Runde wurde ich selbstbewusster. Ich konnte sehr schnell feststellen, wie gut mir der Reifen tat. Es dauerte auch gar nicht lange, bis mich die erste Person auf der Straße auf meine optische Veränderung ansprach. Ich wohne in einem Dorf, da fällt es schnell auf, wenn sich jemand verändert.

Es war ein Donnerstag, als meine Hebamme zu mir nach Hause kam. Eigentlich wollten wir ein Beikostgespräch für meine Tochter führen, aber das Hauptthema war Hula Hoop. Sie war von meiner optischen Veränderung total begeistert und noch viel mehr von meinem Beckenboden und meiner geschlossenen Rektusdiastase. Halleluja! Dieser Donnerstag war wunderschön. Am Ende unseres Treffens erzählte ich ihr, dass ich überlege, Kurse mit dem Reifen anzubieten. Meine Hebamme regte mich dazu an, mir Gedanken über einen Trainerschein zu machen, da dies ein toller Kurs für Mütter im Anschluss der Rückbildung sei. Gesagt getan. Vier Tage später war ich für den Trainerschein angemeldet.

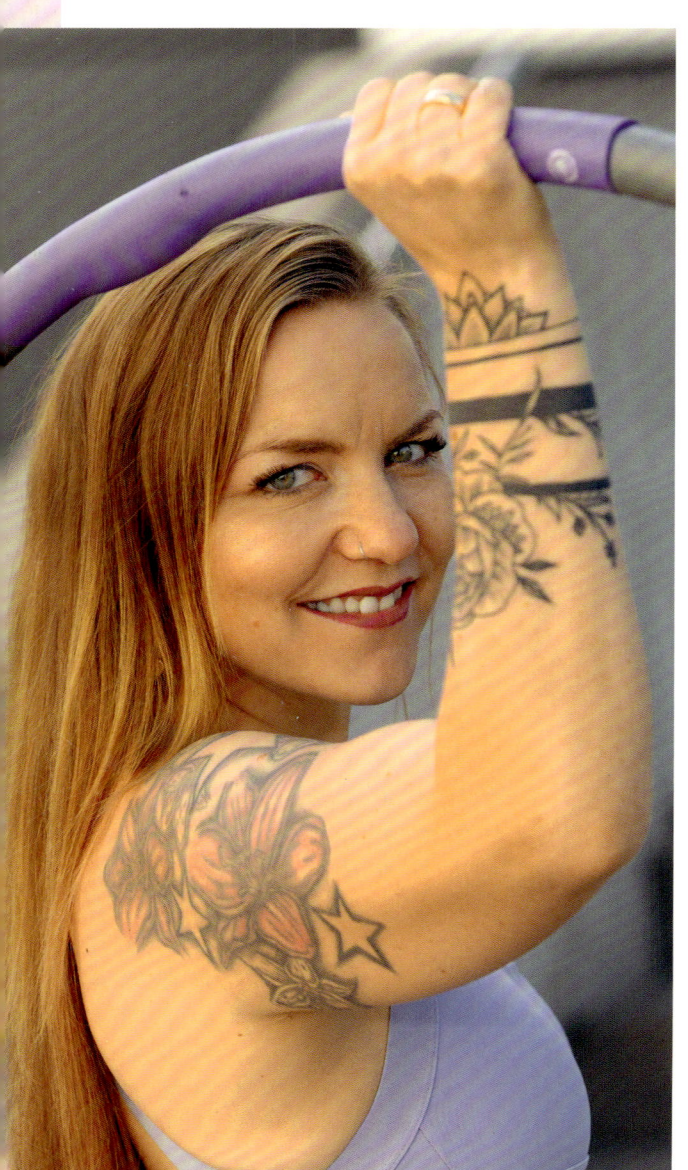

„Mit jeder Runde, die ich drehe, fühle ich mich wohler, fitter und freier!"

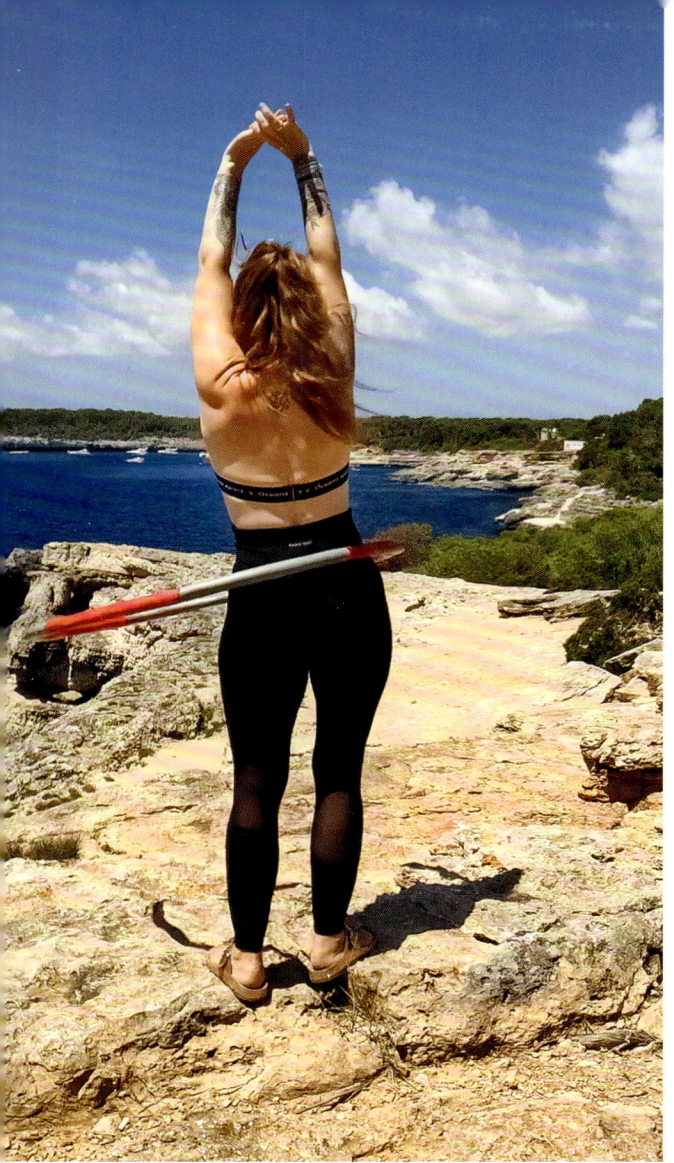
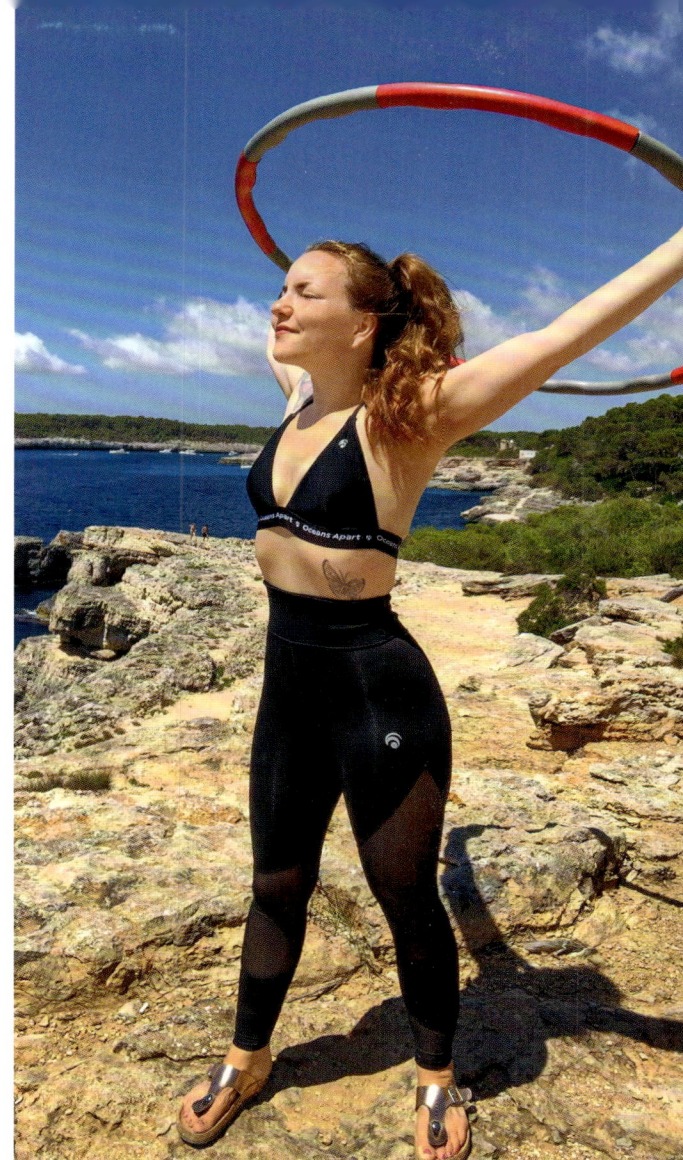

HULLER DICH FREI

Ja, warum eigentlich „Huller dich frei!"? Es war wieder mit meiner Freundin Lin, als wir zusammensaßen und brainstormten. Was wir nicht alles hatten … Huller dich glücklich, Lets Hula, Hula los, … Viel Passendes, aber nichts Richtiges. Bis es wie ein Geistesblitz in meinen Kopf schoss: Huller dich frei!

Und warum? Weil es frei macht, wir frei sind. Hula Hoop geht immer und überall. Unabhän-gig von Ort und Zeit. Hula Hoop hilft Rückenschmerzen zu lindern. Also befreit es auch davon. Hula Hoop stärkt die Körpermitte und somit oft die Psyche. Mein Kopf wird frei. Ich habe mich von vielen Kilos befreit und mit jeder Runde, die ich drehe, fühle ich mich wohler, fitter und freier. Schwer zu erklären, aber sobald man richtig hullert, spürt man es schnell. Probier es aus und befrei auch du dich!

FÜR EINE STARKE MITTE

Du wirst schnell sehen, wie gut dir der Reifen tut. Schon nach den ersten Tagen oder Wochen berichten viele über eine spürbare Linderung der Rückenschmerzen. Die Haltung wird besser und die Taille straffer. Besonders Frauen vergessen oft, ihren Rücken zu trainieren. Sie trainieren wie wild ihren Bauch in der Hoffnung, ein Six Pack zu bekommen, und vergessen dabei die Rückenmuskulatur. Diese sollte aber immer genauso stark trainiert werden wie der Bauch. Und beim Hullern mit dem Hula Hoop-Reifen ist das automatisch gegeben. Ohne daran denken zu müssen, trainieren wir Bauch und Rücken gleichermaßen, unser gesamter Körper kommt ins Gleichgewicht und die Mitte wird gestärkt. Und eine gestärkte Mitte hilft extrem. Nicht nur beim Hullern allein, sondern auch für den Alltag und im Leben ist eine starke Körpermitte von Vorteil. Seitdem ich eine so stabile Mitte habe, bin ich im Alltag viiiiel belastbarer. Ich bin weniger gereizt, bin entspannter und zufriedener. Davon profitiere nicht nur ich, sondern meine gesamte Familie. Meine Kinder erleben mich fröhlicher und ausgeglichener und auch mein Mann hat nun eine Frau, die sich wohlfühlt. Das wirkt sich auch positiv auf das Eheleben aus. Unsere Ehe lief zum Glück noch nie schlecht, aber in der Phase, in der es mir nicht so gut ging, ich mich in meinem Körper überhaupt nicht wohlfühlte und zudem auch psychisch nicht besonders stabil war durch die Trauer um meine Eltern, erlebte mein Mann mich oft gereizt und schlecht gelaunt. Mein Mann ist glücklicherweise vom Typ her eine Person mit der Einstellung: „Ich habe die Frau geheiratet und so ist es jetzt. Punkt.", was mir natürlich immer ein Gefühl der Sicherheit gegeben hat. Aber ich würde mal behaupten, dass die Ehe ihm nun auch wieder viel mehr Spaß macht, seitdem wir wieder mehr lachen, viel mehr unternehmen und ich einfach mehr Freude ausstrahle.

Es gibt natürlich immer noch Tage, an denen es mir schlecht geht. Da überkommt mich die Trauer; das Vermissen fühlt sich an solchen Tagen an, als würde es mich zerreißen, und ich wünsche mir nur eins: Einmal noch meine lieben Eltern zu sehen. Einmal noch eine Tochter sein. Oder es gibt Tage, an denen mich der Haushalt nervt. Diese schier unendlich wachsenden Wäscheberge, Geschirr, das sich über der Spülmaschine stapelt, und spitzes Spielzeug, das überall auf dem Boden verteilt herumfliegt. Aber dann schnappe ich mir meinen Reifen und huller los. Denn es bedarf ja wenig Aufwand. Ich muss nix aufbauen, mich nicht unbedingt umziehen oder mich großartig aufwärmen. Ich nehme den Reifen in die Hand und los geht es. Und mit jeder einzelnen Runde spüre ich, wie meine Laune sich hebt, meine Trauer kleiner wird, ich mich stärker spüre und mich einfach frei fühle. Es ist unfassbar, wie schnell das geht.

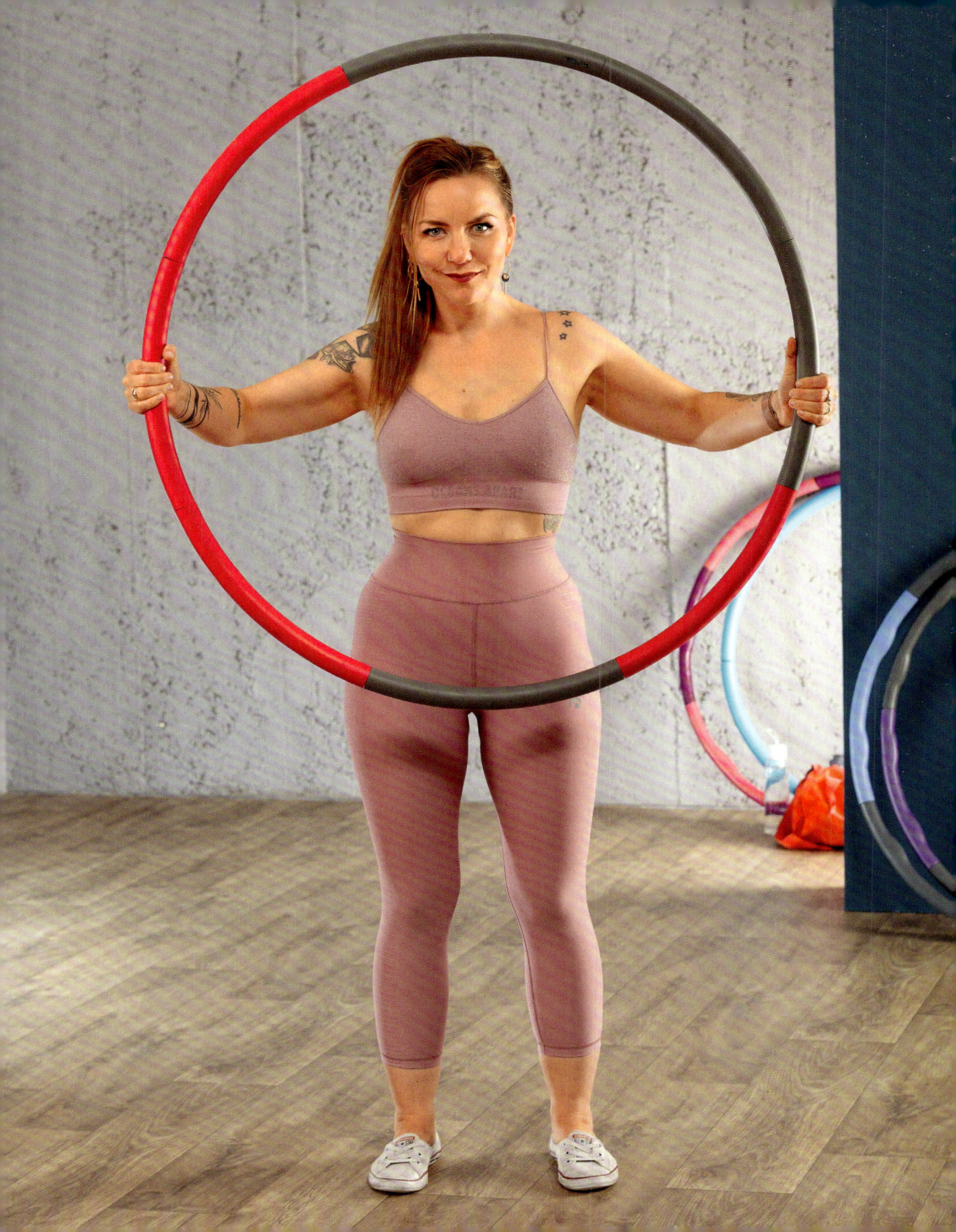

Fitness

HULA HOOP-REIFEN ALS FITNESSGERÄT – EINE RUNDE SACHE

Wer denkt, Hula Hoop sei Unterhaltungsprogramm für Kinder, der täuscht sich. Hula Hoop ist so viel mehr als bloß ein Reifen. Mit der richtigen Technik und dem richtigen Reifen trainierst du automatisch die schrägen Bauchmuskeln, die Taille, den unteren Rücken, den Po und den Beckenboden. Und als sei das nicht schon genug, wirkt es sich unfassbar positiv auf die Psyche aus.

Hullern ist für jeden! Für dich als Powerfrau, als Mama, als Tochter, als Oma, für die Kämpferin und die Chaosqueen, für Bosse und Girl Bosse. Der Reifen ist für Frauen, die sich verändern möchten, ob körperlich oder psychisch. Für Frauen, die durch ein neues Körpergefühl wieder zu sich finden, aktiver werden, ihre Körpermitte stärken möchten. Für Frauen, die nach einer Schwangerschaft den Beckenboden stabilisieren möchten oder eine Auszeit vom stressigen Alltag brauchen. Für Frauen, die sich in ihrer Haut nicht wohlfühlen. Und für Frauen, die auch im Alter einfach fit sein möchten.

Hula Hoop ist aber auch für Männer, die zum Beispiel nach einer Prostataerkrankung den Beckenboden stärken möchten. Und für junge Männer, die ihren Beckenboden aus anderen Gründen fit machen möchten (Die Frau freut sich dann auch darüber).

Für mich ist der Reifen eine „Wunderwaffe". Anfangs wird er von vielen belächelt und nicht als Sportgerät angesehen. Aber meist ändert sich die Meinung derjenigen schnell, wenn sie es regelmäßig ausprobieren. Es ist einfach viel mehr als bloß ein Reifen.

„Es ist ein Sport, der sich nicht nach Sport anfühlt. Für mich also perfekt."

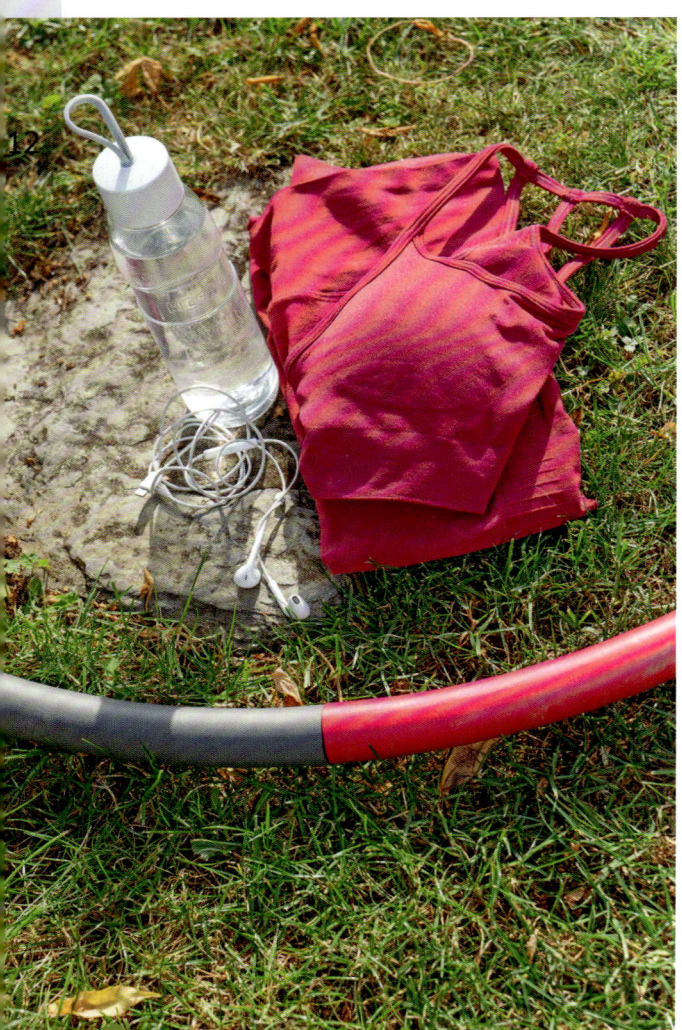

12

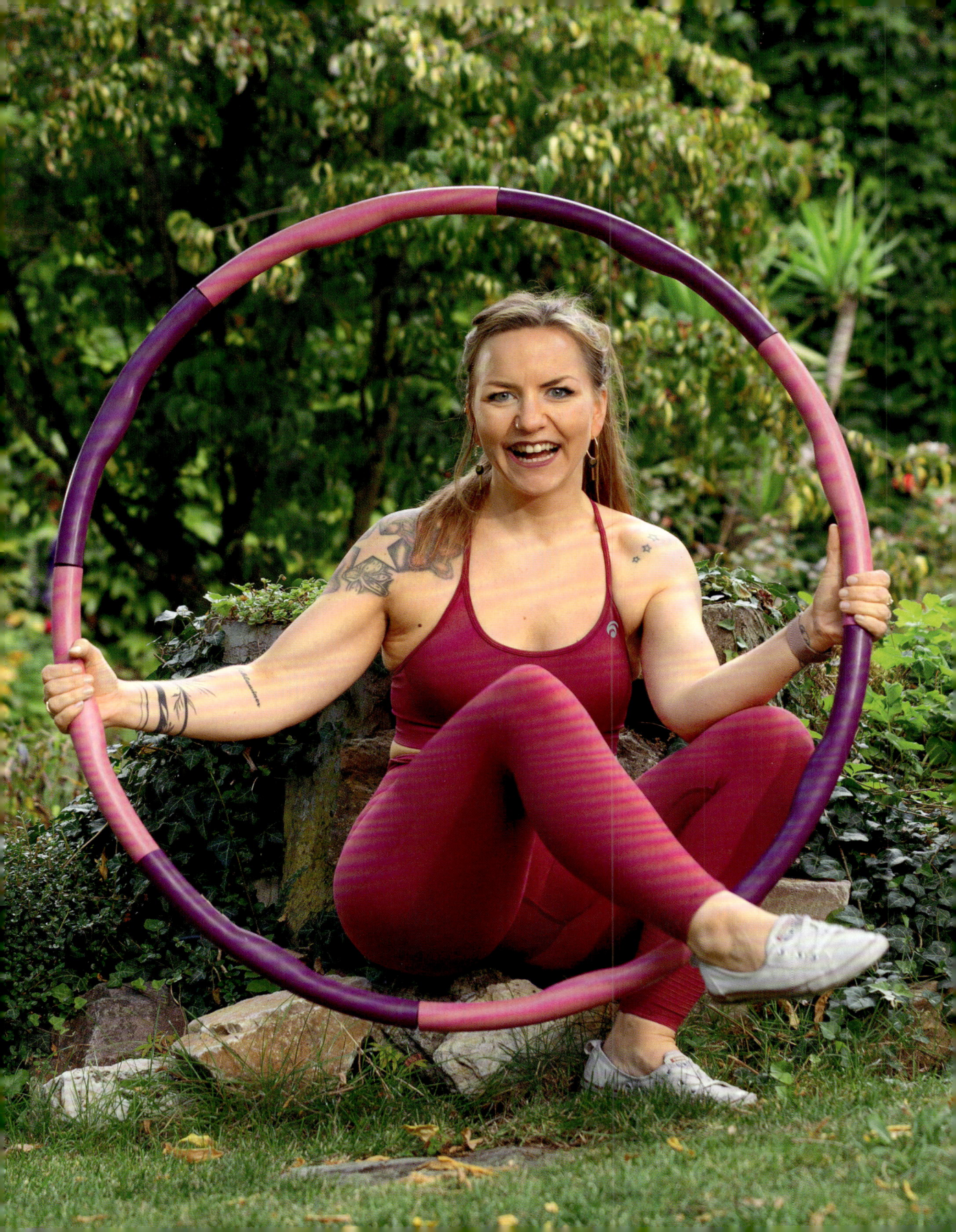

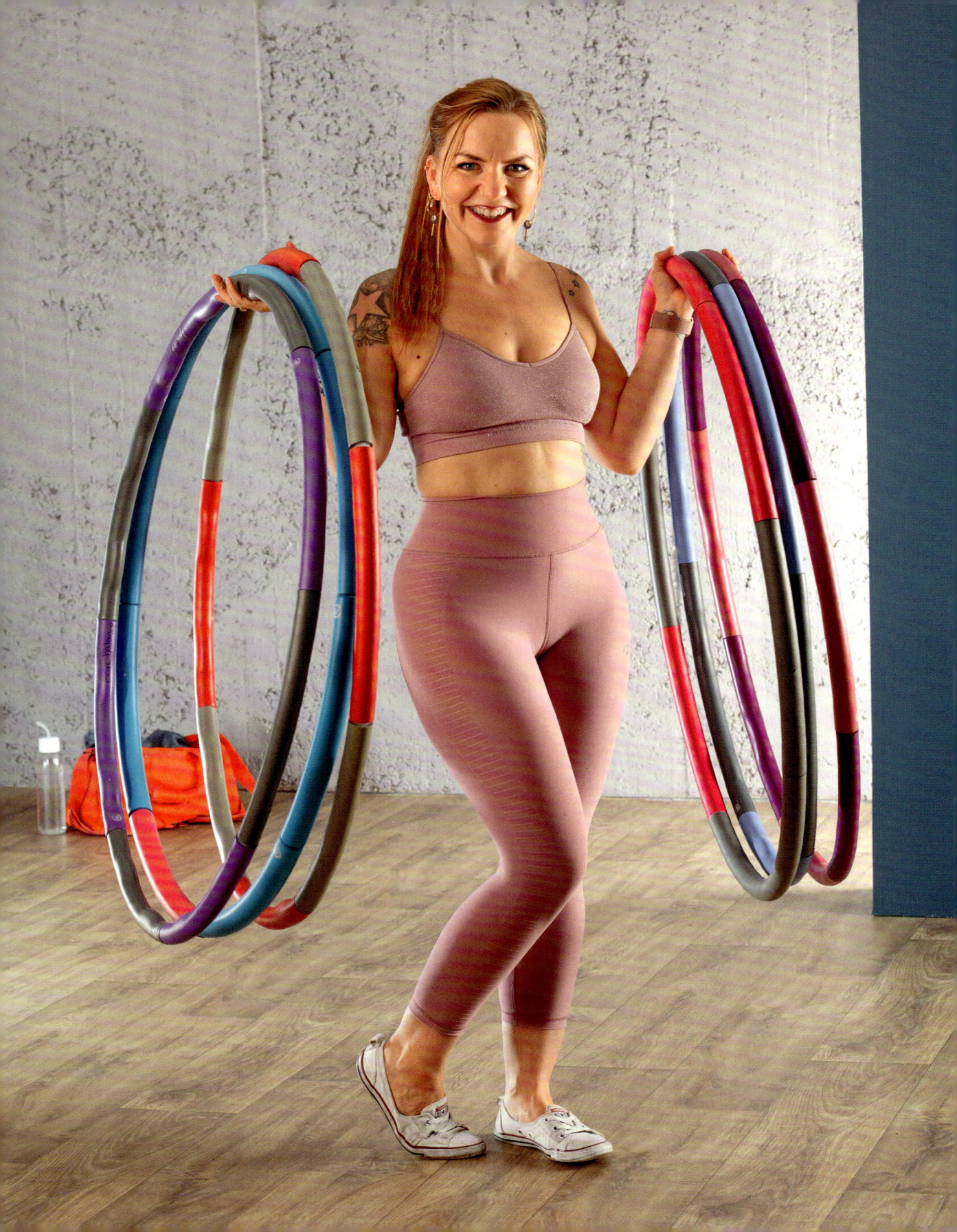

DER RICHTIGE REIFEN

Um vernünftig starten zu können, ist es allerdings wichtig, den für sich richtigen Reifen zu bekommen. Es gibt sie ja in so vielen unterschiedlichen Ausführungen: glatt, mit Noppen, mit Wellen, mit Magneten, in breit, in schmal, in leicht, in schwer. Wie zum Teufel soll man da denn bitte durchblicken?

Ich selbst kaufte mir anfangs eigentlich den falschen Reifen. Schließlich hatte ich ja keine Ahnung. Ich kaufte einfach den Hula Hoop, der mir farblich am besten gefiel. Da bin ich ganz Mädchen und tatsächlich wie eine Elster: Alles, was glitzert, möchte ich haben. Da es keinen in Glitzer gab, wurde es pink. Ist ja fast das Gleiche. Erst mit der Zeit lernte ich die Unterschiede zwischen den Reifen kennen. Und je mehr Frauen ich zum Hullern motivieren konnte, desto mehr verstand ich den Sinn hinter den verschiedenen Reifen. So entstand auch meine ganz eigene Reifenempfehlung in Bezug auf das Körpergewicht der Huller-Anfängerinnen und -Anfänger:

> **Für den optimalen Start empfehle ich:**
> - bei einem Körpergewicht unter 80 kg: Hula Hoop-Reifen mit ca. 1,2 kg Gewicht
> - bei einem Körpergewicht zwischen 80 kg und 100 kg: Hula Hoop-Reifen mit ca. 1,5 kg Gewicht
> - bei einem Körpergewicht über 100 kg: Hula Hoop-Reifen mit ca. 2 kg Gewicht

Gewicht

Warum der Reifen bei höherem Körpergewicht schwerer sein soll? Im Prinzip ist es so: Je dicker die Schicht zwischen den Bauchmuskeln und dem Reifen ist, desto schwerer sollte der Reifen sein. Damit sein Gewicht und sein Druck von den Muskeln auch gut zu spüren sind. Schwerere Reifen sind also leichter zu führen. Das ist

auch der Grund, warum es bei den meisten mit den Kinderreifen von damals gar nicht mehr funktioniert. Sie sind proportional einfach viiiiel zu leicht für unseren Körper.

Durchmesser

Der Durchmesser des Reifens spielt ebenfalls eine große Rolle. Am besten sollte der Reifen circa bis zum Bauchnabel gehen, wenn du ihn vor dich stellst. Besonders bei großen Frauen gilt: Wenn du einen leichteren Reifen nehmen möchtest, achte darauf, dass er mindestens bis zum Bauchnabel geht.

Auf Qualität achten

Mein Mann und ich haben super viele Reifen getestet: Gewicht, Verarbeitungen, Materialien, etc. Alles wurde auf Herz und Nieren geprüft. Bei der Menge, die es aktuell auf dem Markt gibt, ist es schwer, sich auf einen bestimmten Hersteller festzulegen. Worauf man beim Kauf allerdings unbedingt achten sollte, ist die Stabilität des Reifens. Je stabiler der Reifen, desto einfacher ist es eben, ihn oben zu halten. Allerdings gibt es Reifen, die sich stark verformen lassen, wenn man etwas Druck ausübt. Von diesen Reifen rate ich dringend ab. Einfach weil sie das Kreisen deutlich erschweren – und so ist bei vielen Anfängern der Frust vorprogrammiert. Klar kann man es auch damit schaffen, es bedeutet aber unnötige Anstrengung, es damit zu versuchen, wenn es mit einem stabileren Reifen wirklich 20-mal einfacher geht. Deshalb warte lieber ein bisschen länger, bis ein guter Reifen verfügbar ist, anstatt auf die Schnelle einen schlechteren Reifen zu kaufen, der sich vom Preis her meist gar nicht vom guten Reifen unterscheidet.

Wenn du dann aber den für dich richtigen Reifen in den Händen hältst, kann es direkt losgehen!

SO GEHT'S LOS

Vielleicht gehörst du zu den Naturtalenten, die den Reifen direkt ein paar Minuten oben halten können. Vielleicht aber auch nicht, und der Reifen fällt nach der ersten Sekunde zu Boden. Zur Erinnerung: So war es auch bei mir. Deshalb gibt es hier ein paar Tipps für dich.

Tipps für den Anfang
SCHRITT 1
Sorge für einen stabilen Stand. Ob Füße hüftbreit auseinander oder in Schrittstellung ist anfangs erst einmal egal. Schaue, dass es sich für dich gut anfühlt. Lasse die Knie locker und strecke sie nicht durch.

SCHRITT 2
Spanne den Bauch und den Beckenboden an. Und zwar so fest du kannst!

SCHRITT 3
Setze den Reifen am Rücken an und gebe ihm mit den Händen einen festen Schubs, sodass er schon von allein einmal um deinen Körper kreist.

SCHRITT 4
Bewege dein Becken nun nach vorne und hinten ODER nach rechts und links. Nimm den Schwung nicht aus der Hüfte. Die Bauchmuskeln sollen den Reifen führen. Nicht der sexy Hüftschwung.

SCHRITT 5
Oft hilft es anfangs, die Arme nach oben zu strecken, damit noch mehr Spannung im Bauch ist. Oder halte die Hände zum Beispiel vor der Brust über Kreuz.

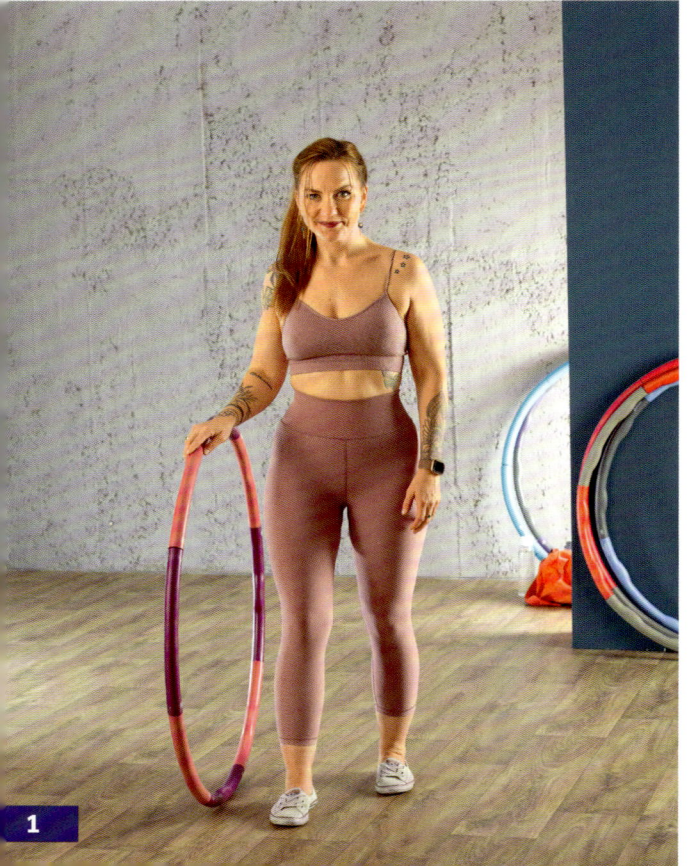

1

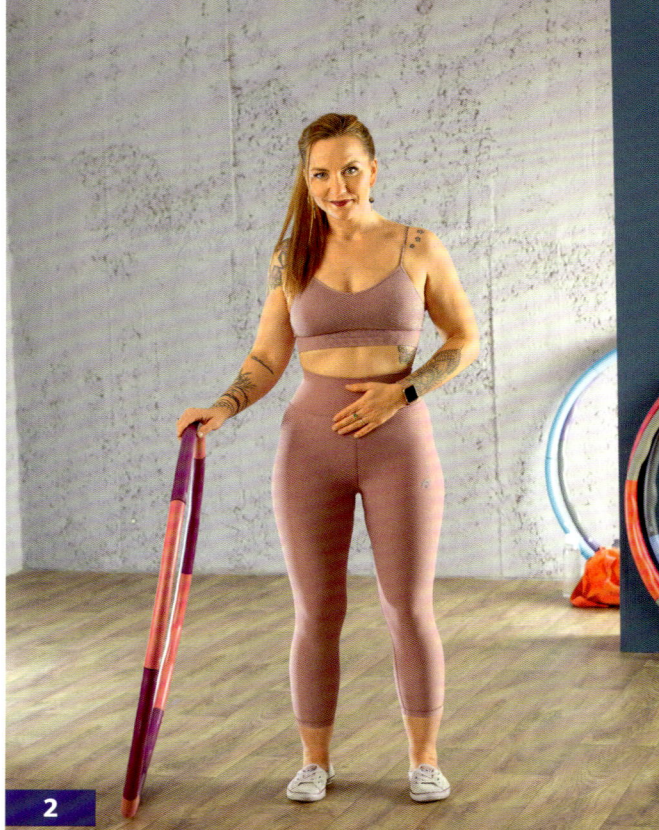

2

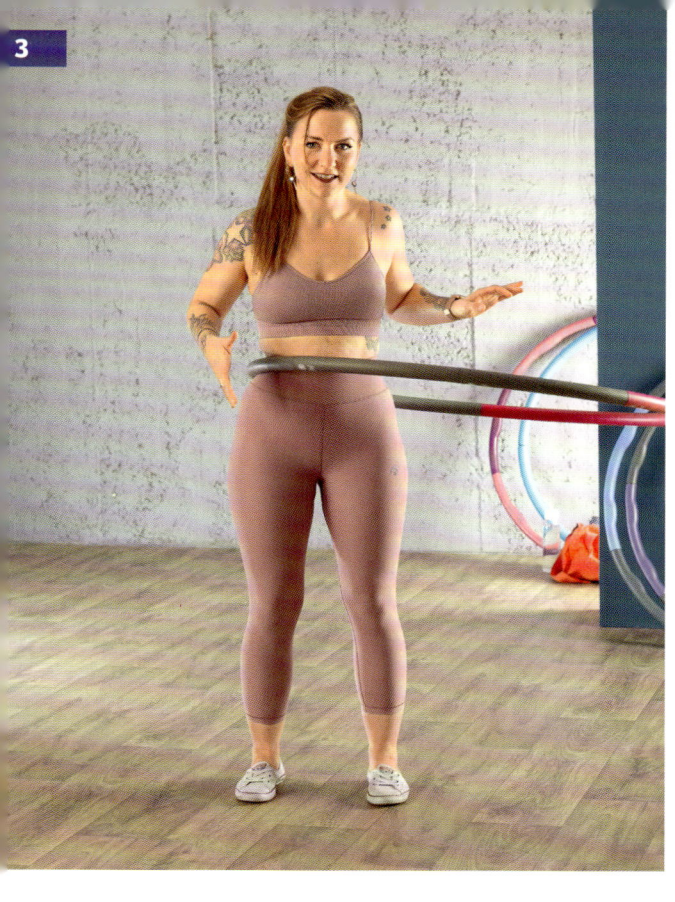

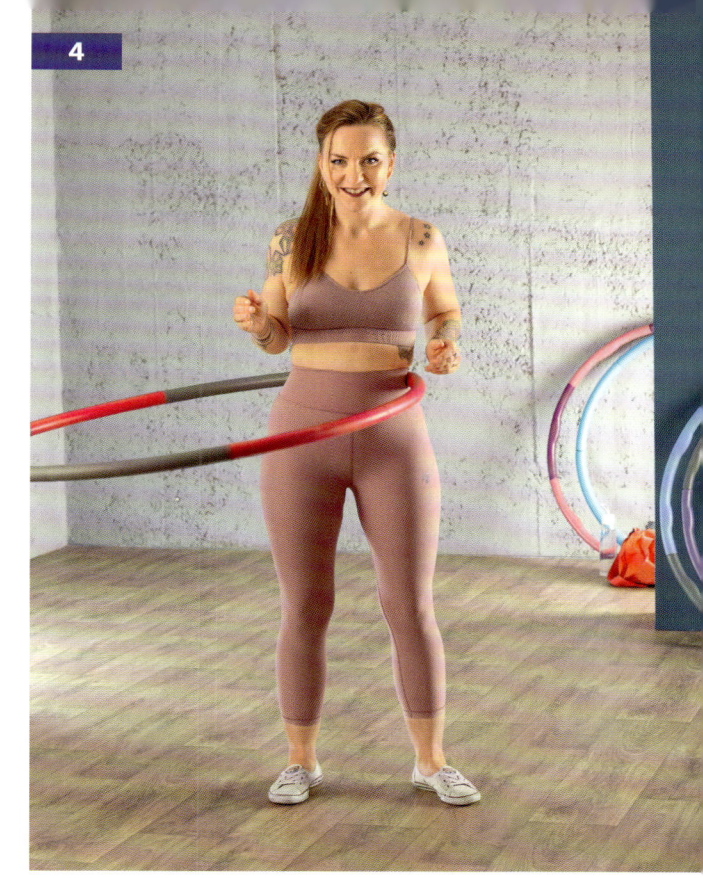

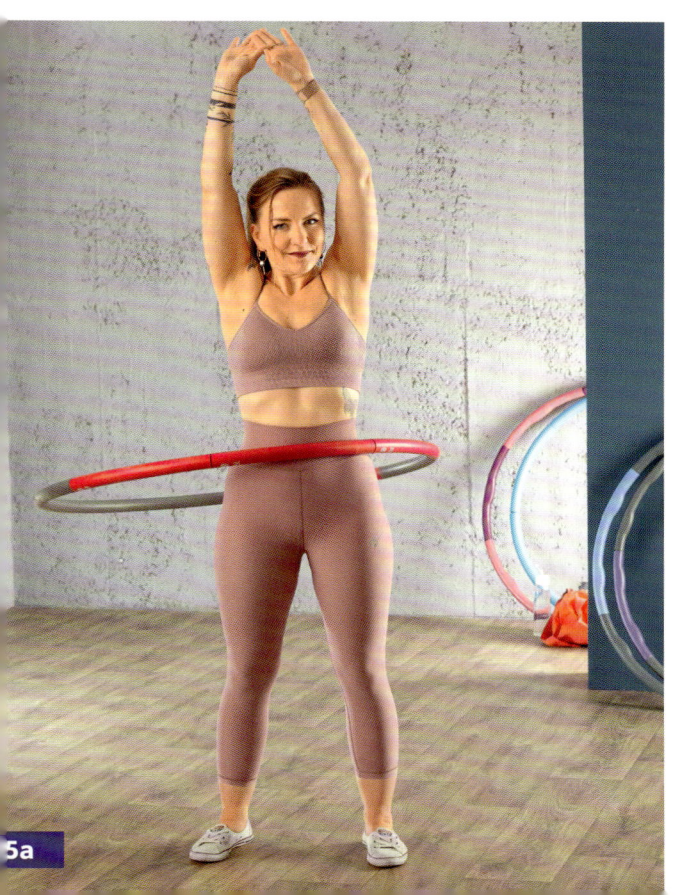

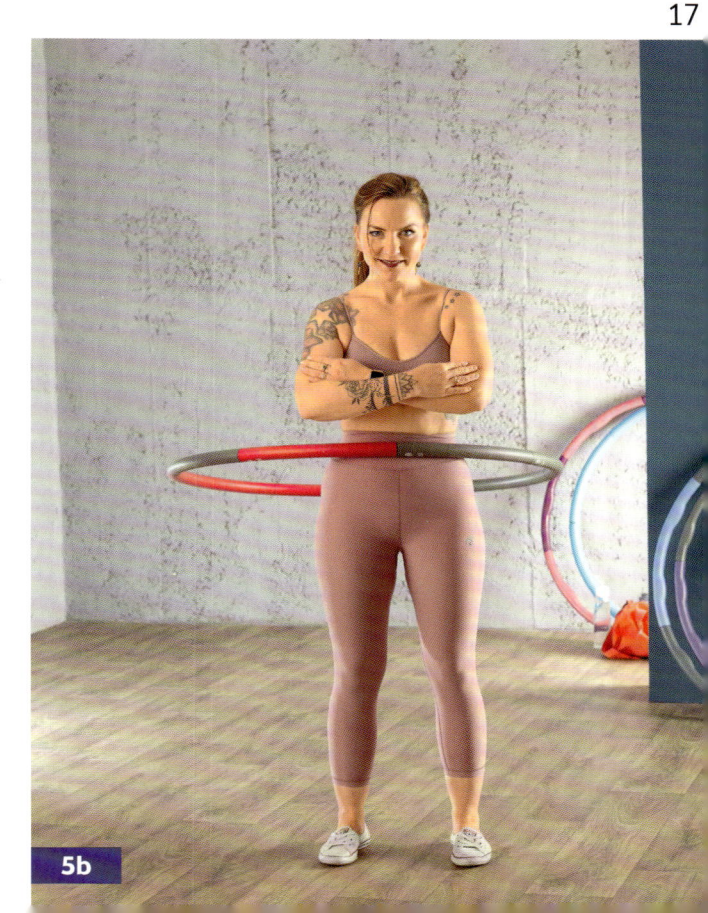

Und das Allerwichtigste: Starte langsam. Drei bis fünf Minuten reichen wirklich, damit sich deine Haut langsam an den intensiven Massageeffekt des Reifens gewöhnen kann. Mindestens 1,2 kg sind natürlich eine Wucht. Besonders der Bauch ist ja eigentlich ein Bereich, den wir sogar reflexartig vor Druck schützen.

Blaue Flecken

Deshalb ist es auch nicht selten, dass Huller-Anfängerinnen zu Beginn blaue Flecken bekommen. Sollte dies auch bei dir der Fall sein, mache bitte Pause. Und zwar bis sich deine Haut erholt hat. Ich verspreche dir, dass sich deine Haut an den Reifen gewöhnen wird. Und dann kannst du so lange hullern wie du willst. Aber zu Beginn ist es wirklich wichtig, deine Haut langsam daran zu gewöhnen.

Langsam steigern

Wenn du keine blauen Flecken bekommst, steigere dich bitte weiterhin langsam. Jeden Tag ein bis zwei Minuten länger. Und wenn sich deine Haut daran gewöhnt hat und du weder Schmerzen noch blaue Flecken von deinem Reifen bekommst, empfehle ich dir, mindestens drei bis vier Mal die Woche für mindestens 20 Minuten zu hullern. Alles, was darüber hinausgeht, beschleunigt das Ergebnis. Aber es kommt ja auch darauf an, was du dir von dem Reifen erhoffst. Ob du hullerst, um nervige Rückenschmerzen loszuwerden, oder ob du es machst, um Gewicht zu verlieren. Der Reifen hilft ja bekanntlich bei einigen Dingen.

Wohin mit den Armen?

Anfänger wissen zu Beginn oft nicht, wohin mit ihren Armen. Da sie befürchten, mit diesen an den Reifen zu stoßen, ziehen sie die Schultern unbewusst hoch. Versuche, dies zu vermeiden, denn es führt zu unnötigen Verspannungen in den Schultern und im Nacken.

Stelle dich aufrecht hin. Die Schultern bleiben unten und der Kopf bleibt die Verlängerung der Wirbelsäule. Dann stoßen die Arme auch nicht an den Reifen. Wenn du dennoch Sorge hast, lege die Handflächen ohne Druck aneinander.

Auch in die andere Richtung!

Wenn du das reine Kreisen beherrschst, gibt es natürlich viele Steigerungsmöglichkeiten. Zuerst einmal übe auch das Kreisen in die andere Richtung. Das ist anfangs meistens total schwer. Aber übe es bitte immer und immer wieder. Denn es ist wichtig, dass die Muskulatur gleichmäßig ausgebildet wird. Vielen hilft es, dabei die Augen zu schließen.

Hullern auf der Hüfte

Als Nächstes kommt das Hullern auf der Hüfte. Damit meine ich nicht den Hüftknochen direkt. Wir hullern so tief wie möglich. Das ist etwa auf der Mitte des Pos.

Beginne am besten erst einmal in der Taille, werde dann mit dem Reifen langsamer, sodass dieser immer tiefer rutscht. Und kurz bevor der Reifen zu Boden knallt, musst du wieder Gas geben. Gehe anfangs ein Stück in die Knie. Das hilft vielen. Wenn es auf der Höhe erst einmal Klick gemacht hat, ist es genauso gut wie in der Taille.

Ich zeige dir nun Übungen, die du zu Hause gut nachmachen kannst. Achte auf die korrekte Ausführung der Übung. Lasse nochmal gesagt sein, dass ich in meiner eigenen Abnehmphase nichts anderes gemacht habe, als das reine Kreisen des Reifens. Zur Stärkung der Rumpfmuskulatur reicht dies auch völlig aus. Dennoch empfehle ich, nun ab und zu auch mal andere Übungen mit einfließen zu lassen. Da gibt es ja unzählige Möglichkeiten. Meine liebsten habe ich für dich hier im Buch zusammengeschrieben.

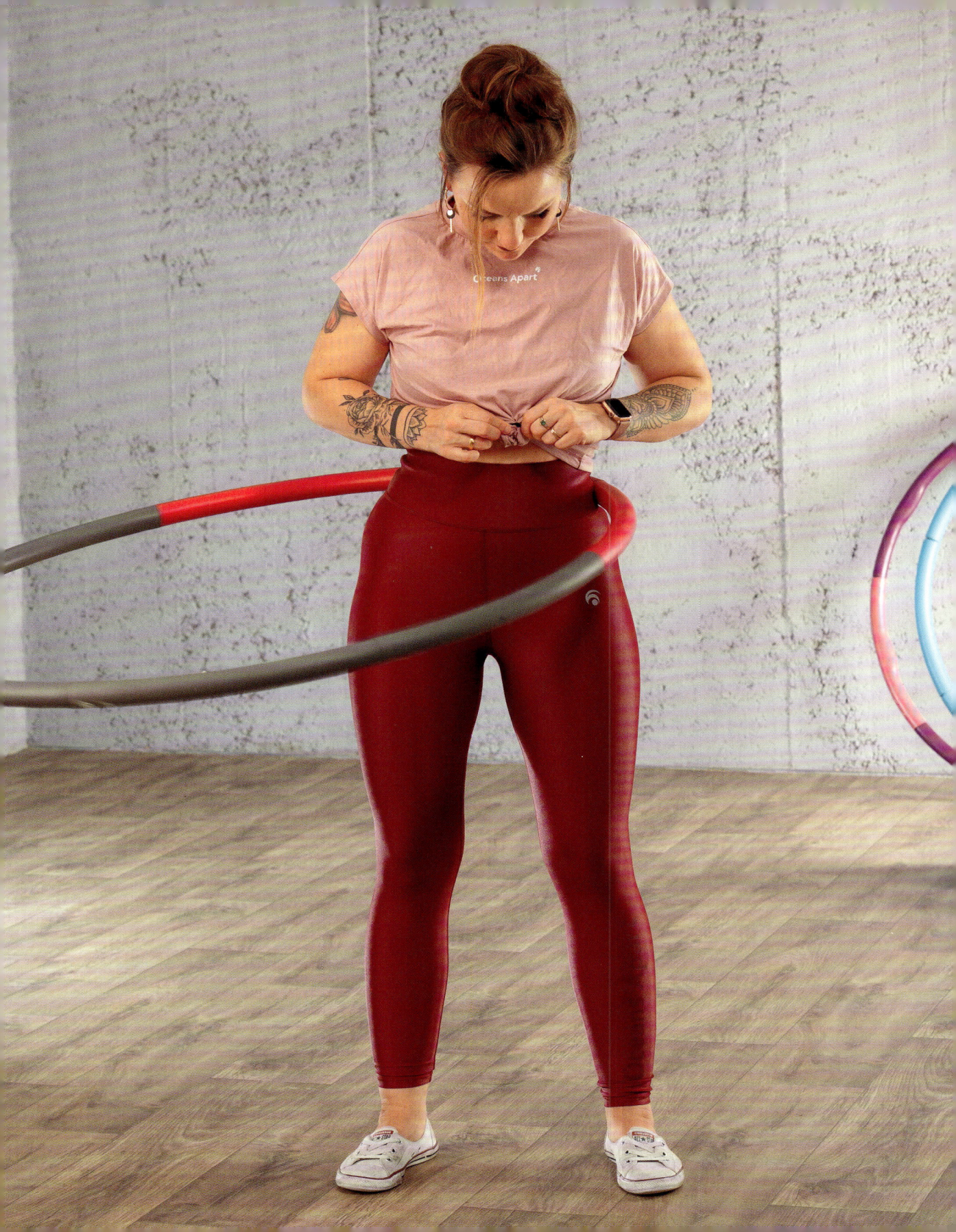

Übungen

AUFWÄRMÜBUNGEN

Es ist nicht zwingend notwendig, sich vor dem Hullern aufzuwärmen. Allerdings tut es gut, den Körper das ein oder andere Mal langsam zu erwärmen, um die Muskulatur und besonders die Körpermitte zu mobilisieren. Hierfür brauchst du lediglich deinen Reifen und ansonsten nur etwas Platz. Nimm dir für die Übungen die nötige Zeit und atme dabei bewusst tief ein und aus.

„Du musst nicht viel vorbereiten. Schnapp dir deinen Reifen und leg los."

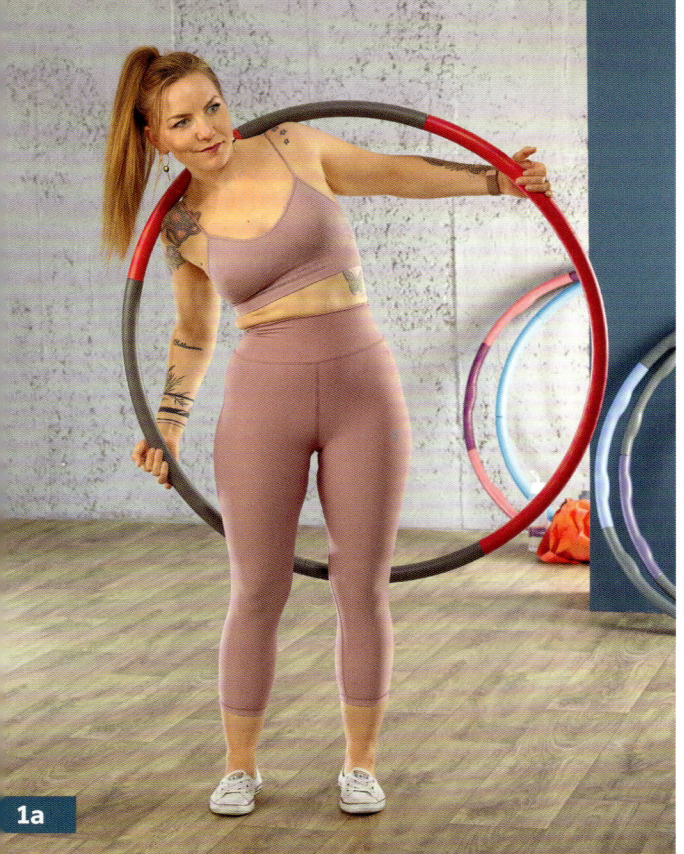

1a

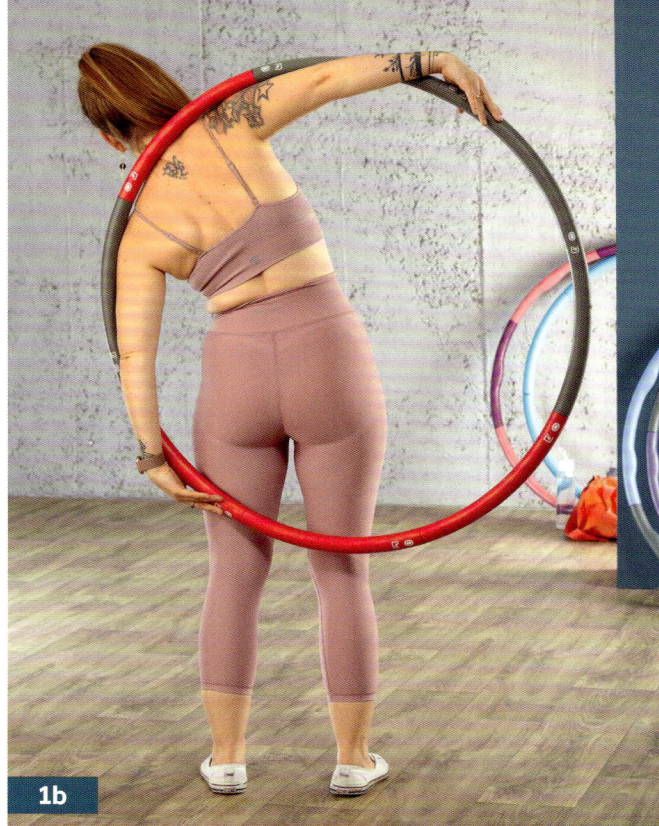

1b

ÜBUNG 1

Lege den Reifen hinter deinem Rücken auf deine Schulter. Bleibe aufrecht stehen und gehe nun mit deinem Oberkörper seitlich abwechselnd nach links und rechts. Der Kopf bleibt stets die Verlängerung der Wirbelsäule. Gehe nur so weit zu den Seiten herunter, wie es sich für dich angenehm anfühlt. So erwärmst du wunderbar deine Taille.

Je erwärmter die Taille ist, desto weiter kannst du zu den Seiten nach unten gehen. Probiere es mal aus. Nach dem Hullern kommst du meist weiter nach unten, da die Taille schön warm ist.

ÜBUNG 2

Steige in deinen Reifen und halte diesen mittig fest. Nun drehe abwechselnd eine Schulter nach vorne und die andere nach hinten, um deine Schultern langsam zu mobilisieren.

Beginne langsam und steigere deine Geschwindigkeit erst nach und nach. Wenn du etwas gelockert bist, kannst du auch mit Schwung drehen. Das macht richtig Spaß!

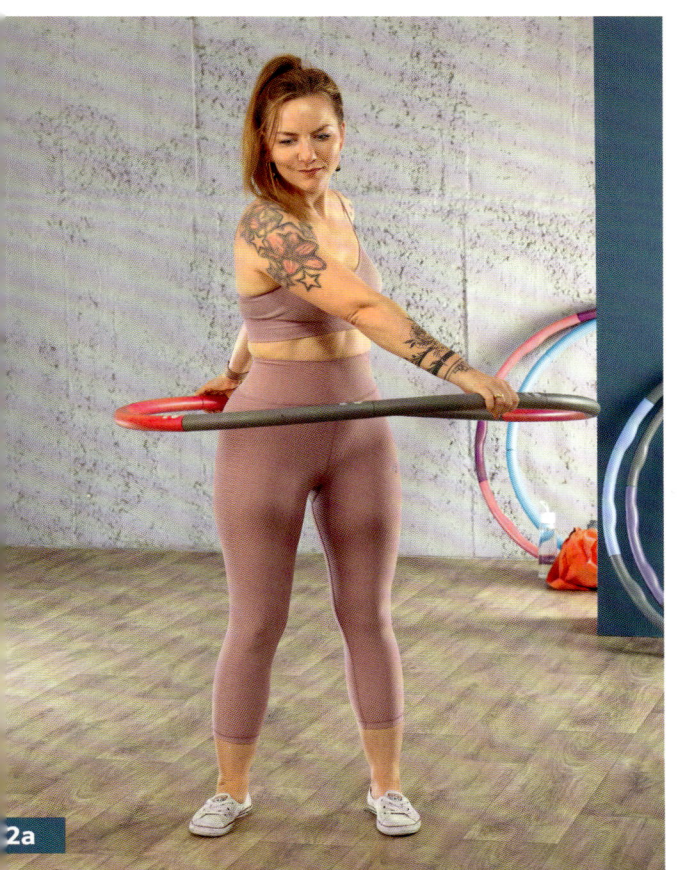

2a

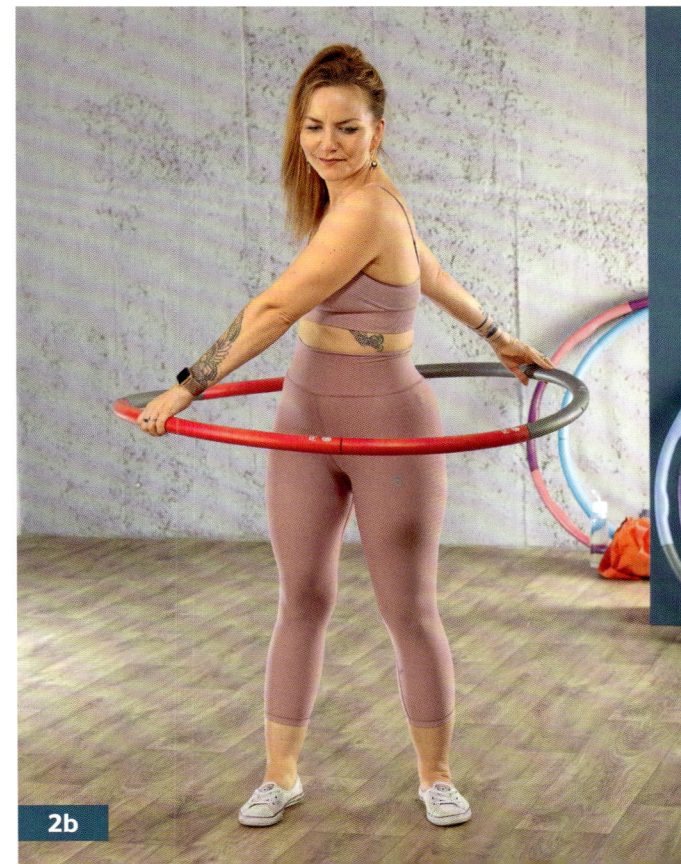

2b

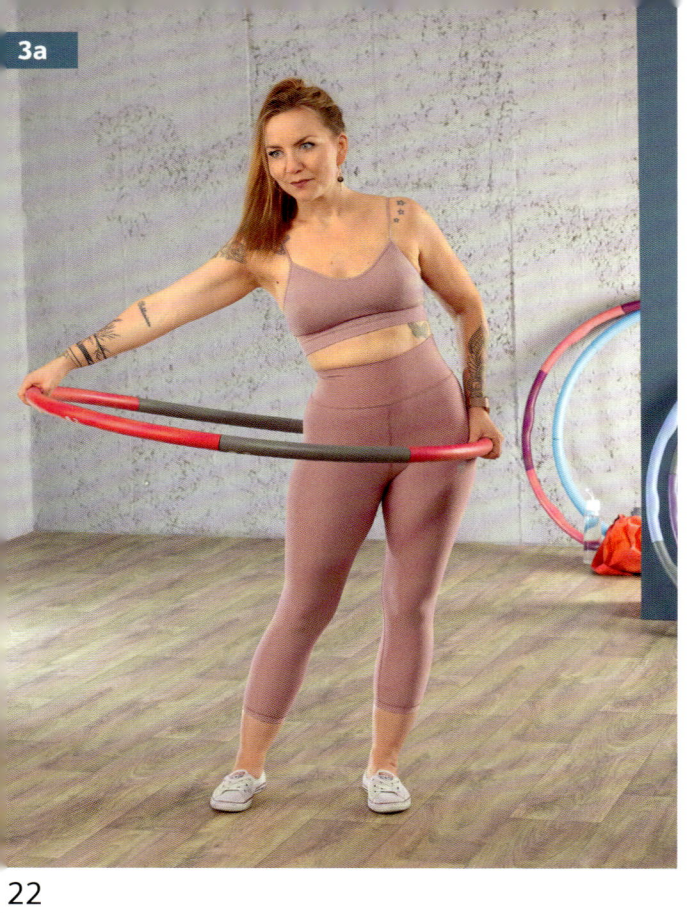

3a

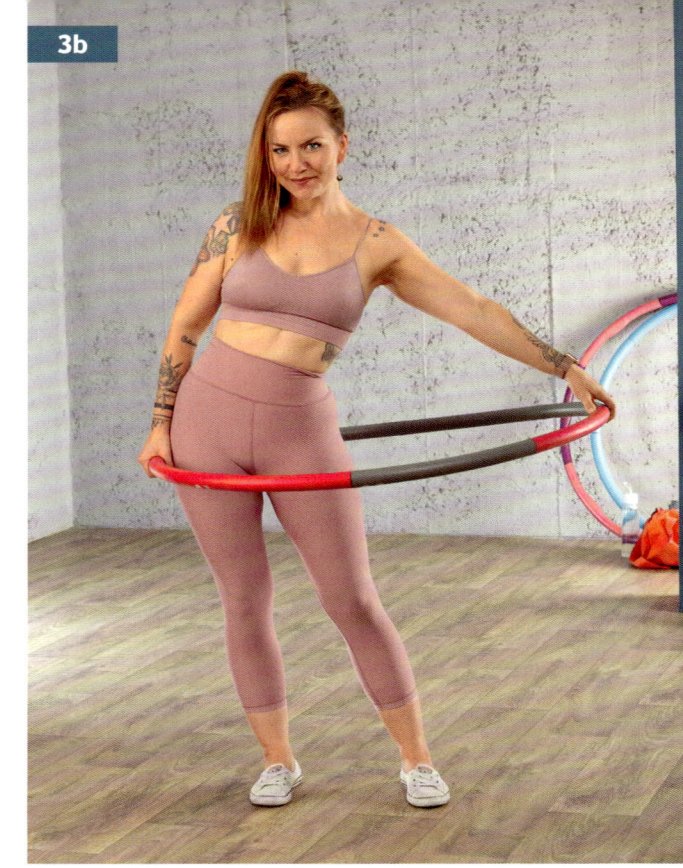

3b

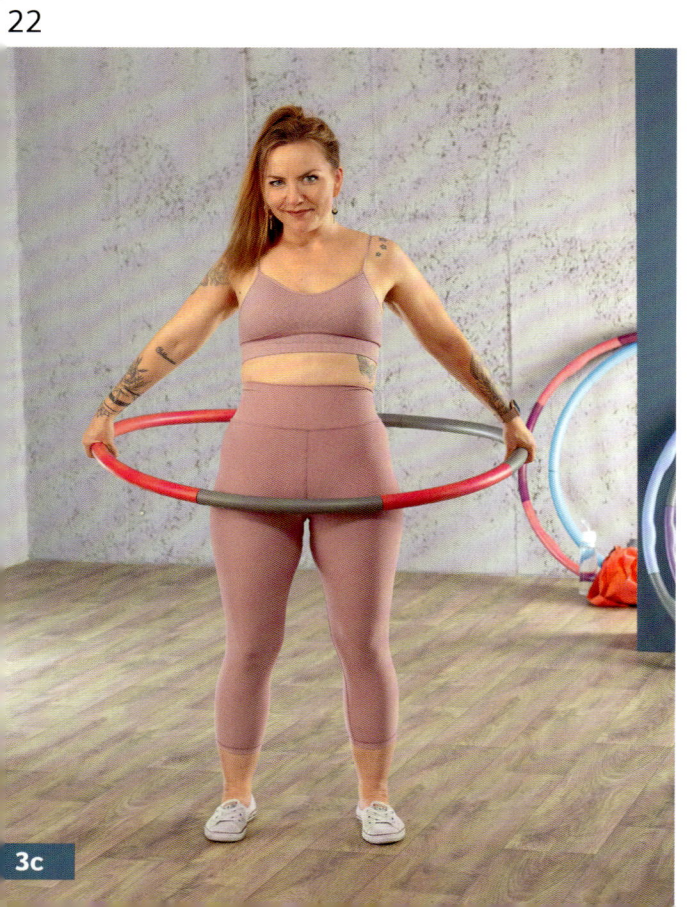

3c

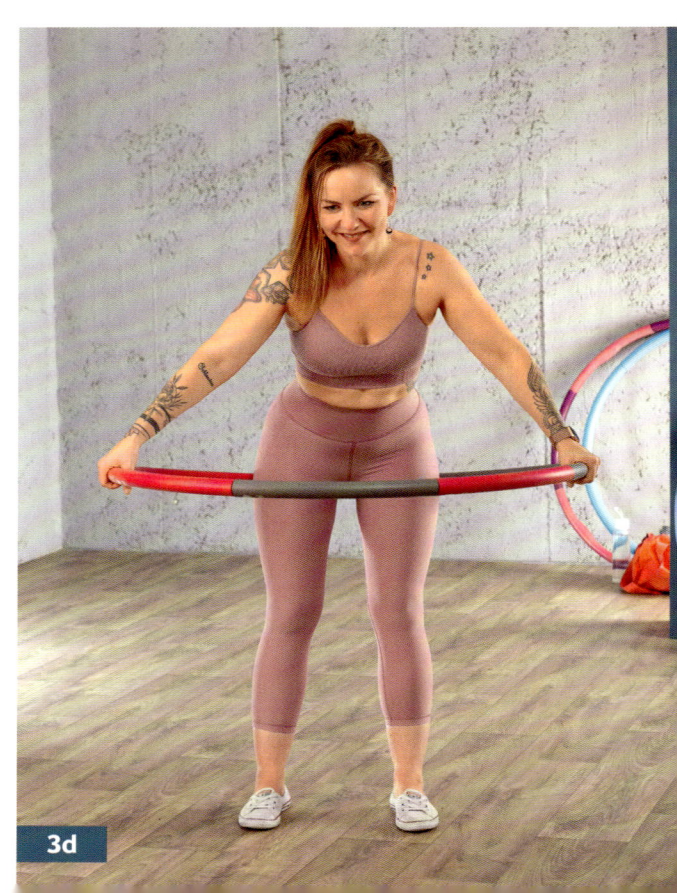

3d

ÜBUNG 3

Steige in deinen Reifen und halte ihn mittig fest, sodass du genau in der Mitte des Reifens stehst. Drücke nun erst deine linke Hüfte an den Reifen, dann die rechte Hüfte. Immer im Wechsel. Danach drücke mit dem Becken nach vorne und hinten an den Reifen. Der Reifen bleibt dabei unbewegt.

ÜBUNG 4

Stelle den Reifen vor dir ab und Musik an und mache im Takt der Musik große Schritte nach links und rechts. Den Reifen kannst du leicht mitdrehen. Zur Steigerung hebe abwechselnd immer einen Fuß mit angewinkeltem Knie nach hinten an.

Die Dauer der einzelnen Übungen kannst du ganz nach deinem Geschmack variieren. Wiederhole die Übung viermal in jede Richtung.

Tipp: Achte beim Aufwärmen auf deine Atmung. Wenn du tief ein- und ausatmest, kann dein Körper wesentlich mehr Sauerstoff aufnehmen und verwerten. Dein Körper hat dann quasi die optimale „Betriebstemperatur".

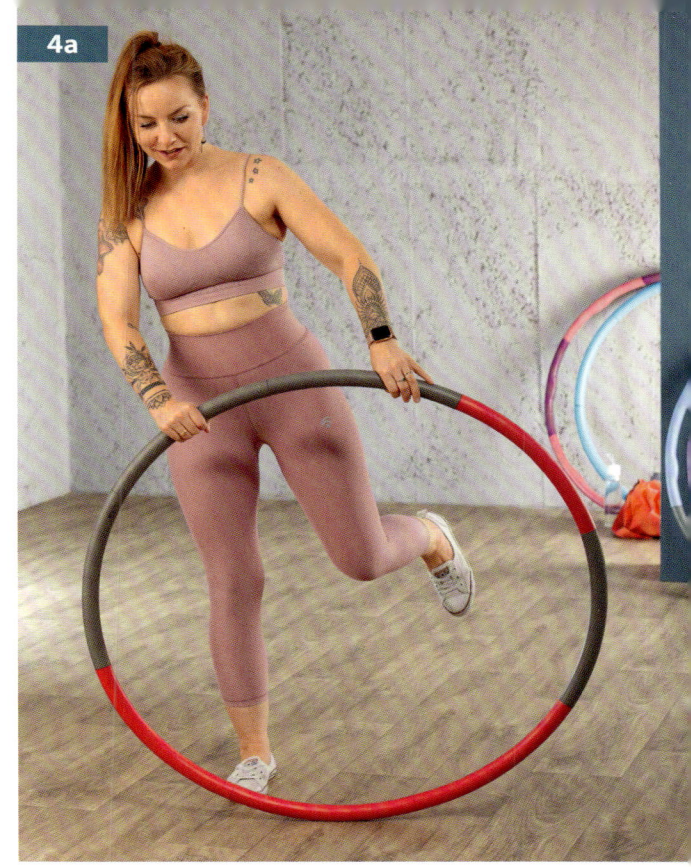

4a

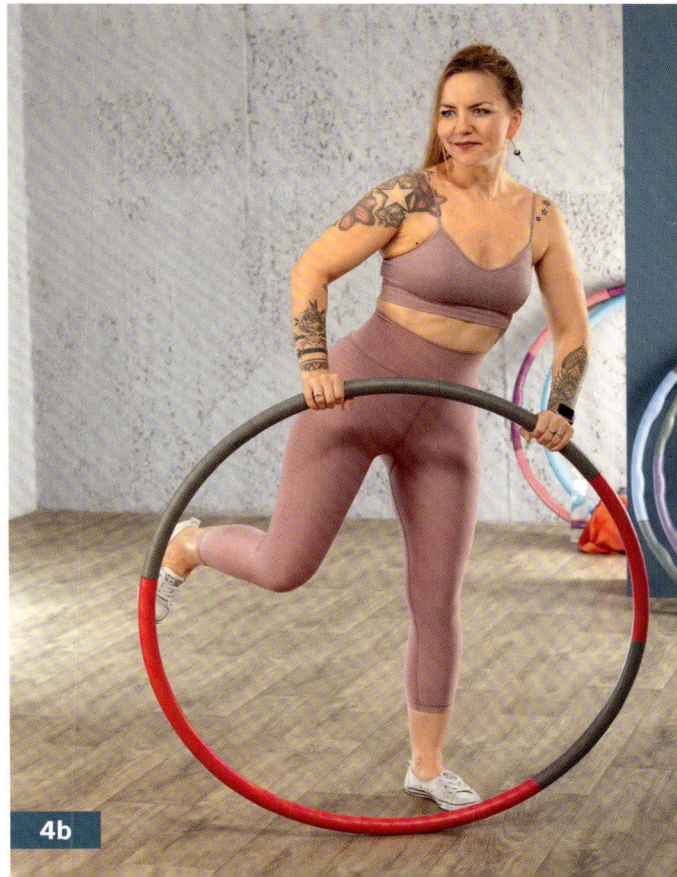

4b

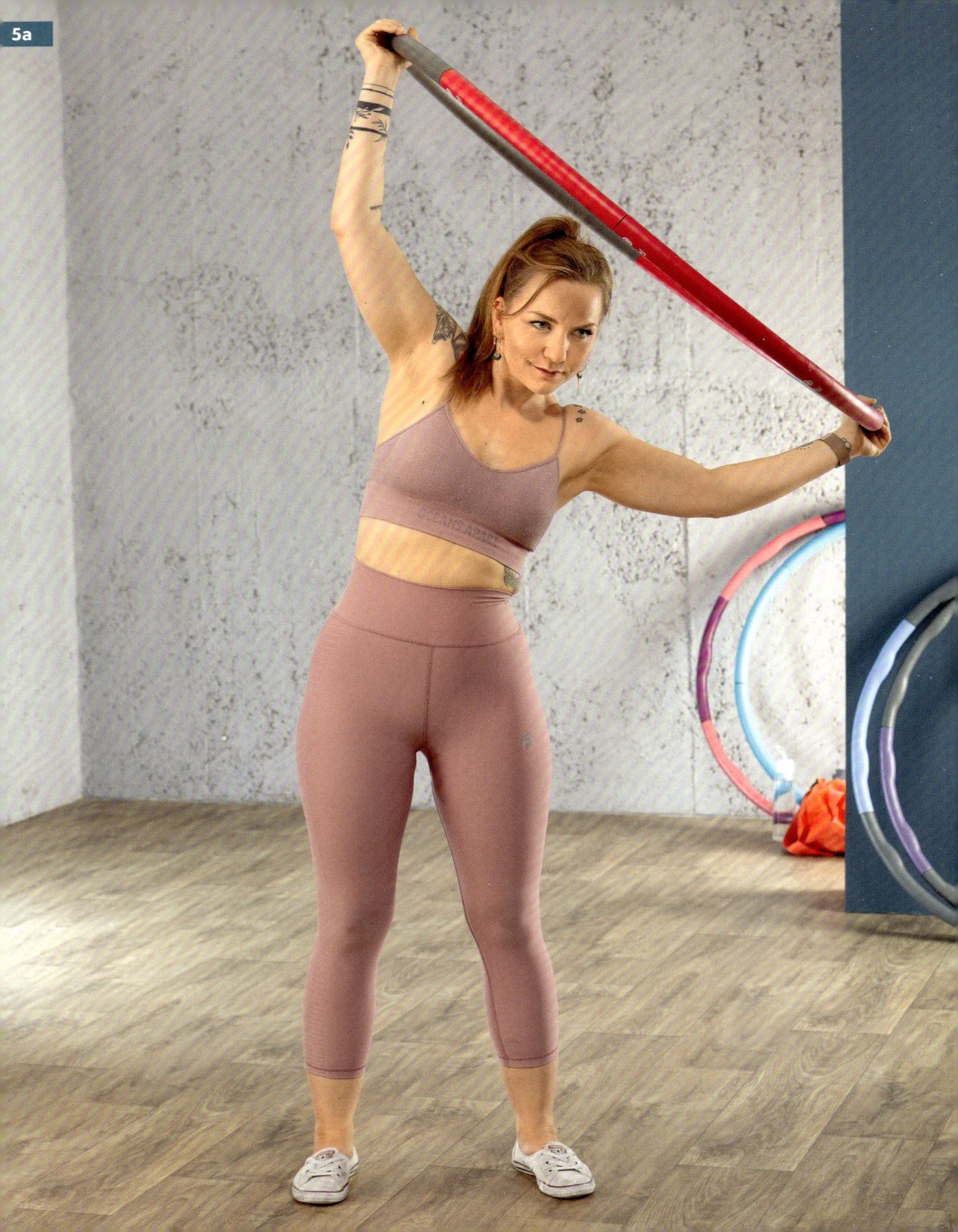

ÜBUNG 5

Halte den Reifen mit ausgestreckten Armen über den Kopf. Die Ellenbogen bitte nicht ganz durchstrecken. Gehe nun zur linken Seite nach unten, komme nach oben zurück und gehe nun zur rechten Seite nach unten. Immer im Wechsel, so weit du kommst. Dabei solltest du darauf achten, dass du nicht mit Schwung nach unten gehst, sondern wirklich mit Führung. Den Oberkörper dabei auch nicht nach vorne kippen. Achte darauf, dass dein Kopf immer die Verlängerung der Wirbelsäule bleibt.

Auch hier heißt es: Je wärmer die Taille ist, desto weiter kommst du zu den Seiten nach unten. Übertreibe es also nicht.

Tipp: Bleibe in den Knien immer locker und strecke sie nicht ganz durch. So schonst du die Kniegelenke.

„Nutze die Zeit beim Aufwärmen auch, um deinen Körper bewusst zu spüren."

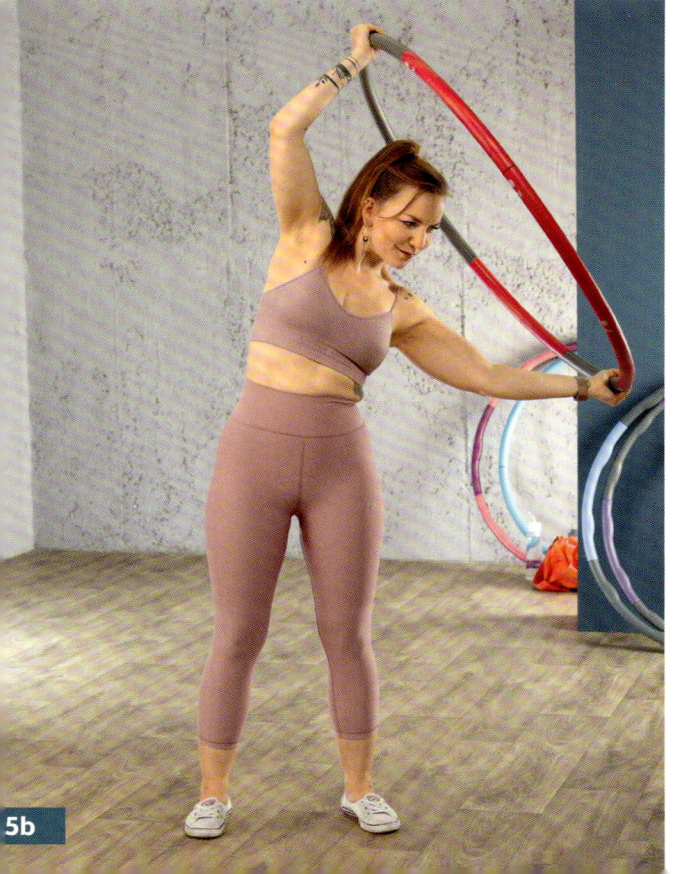

5b

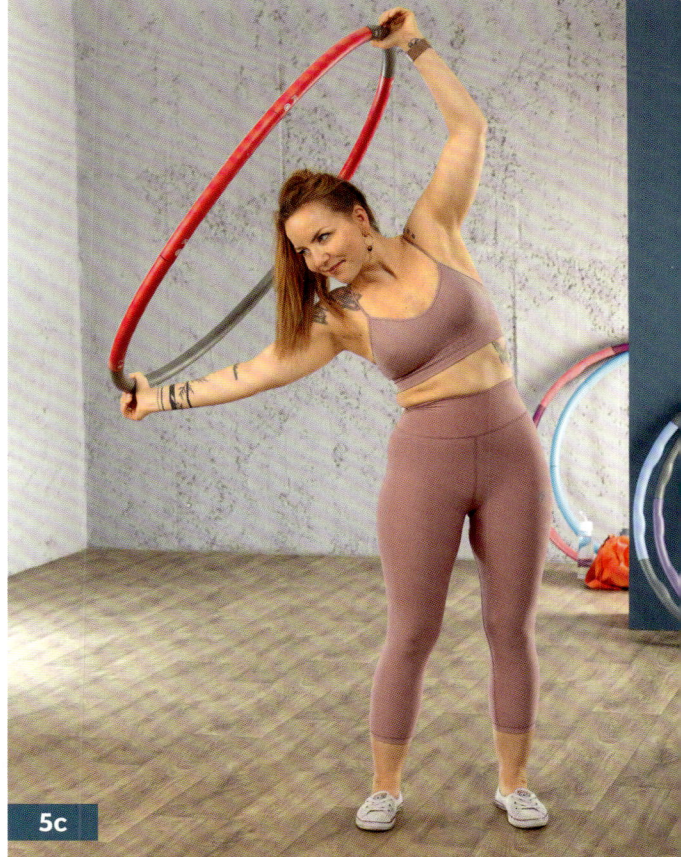

5c

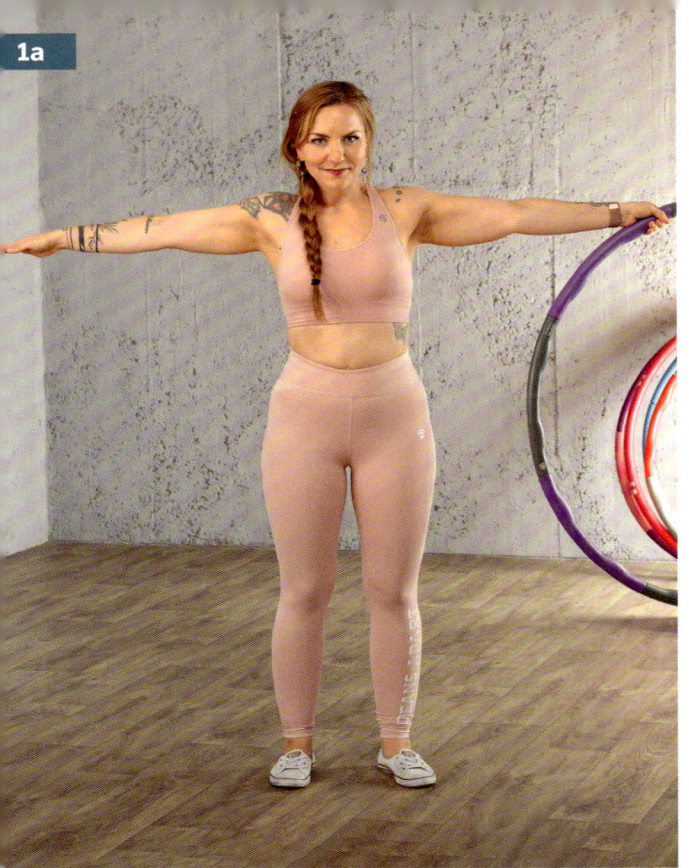

ÜBUNGEN FÜR DIE ARME

Jetzt folgen Übungen für die Arme, bei denen du den Reifen als Gewicht einsetzt.

ÜBUNG 1
Nimm den Reifen in die linke Hand. Strecke deine Arme links und rechts vom Körper aus. Bewege nun die Arme ausgestreckt vor den Körper und übergib den Reifen in der Mitte von der linken in die rechte Hand. Dann strecke beide Arme wieder nach außen. Die Schultern bleiben dabei tief.

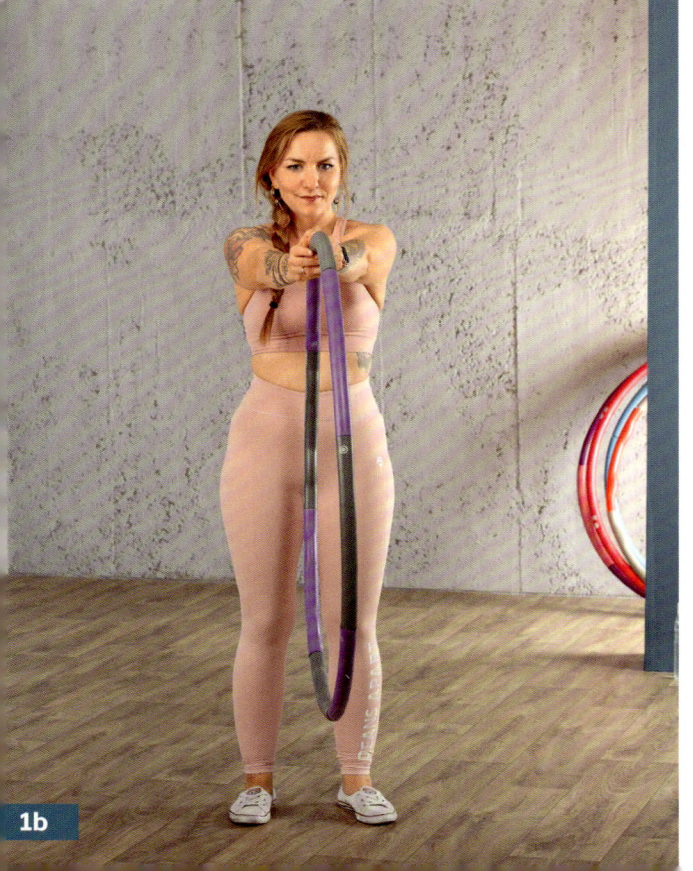

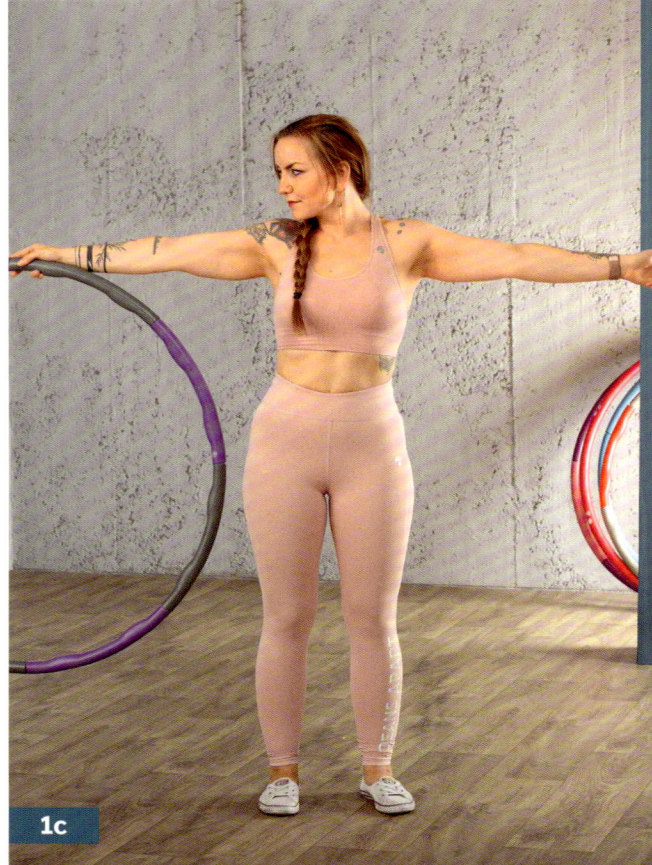

ÜBUNG 2

Halte den Reifen mit ausgestreckten Armen vor den Körper, deine Ellenbogen bleiben locker. Drehe nun den Oberkörper zur linken Seite. Komme zur Mitte zurück und drehe deinen Oberkörper dann zur rechten Seite. Immer im Wechsel. Führe die Übung mit Führung statt mit Schwung aus.

Schaue immer in die Richtung deines Reifens. Der Kopf bleibt also stets die Verlängerung deiner Wirbelsäule. Achte darauf, dass du auch bei diesen Übungen deinen Bauch und Beckenboden anspannst.

Tipp: Denke daran, die Schultern bei den Übungen nicht hochzuziehen.

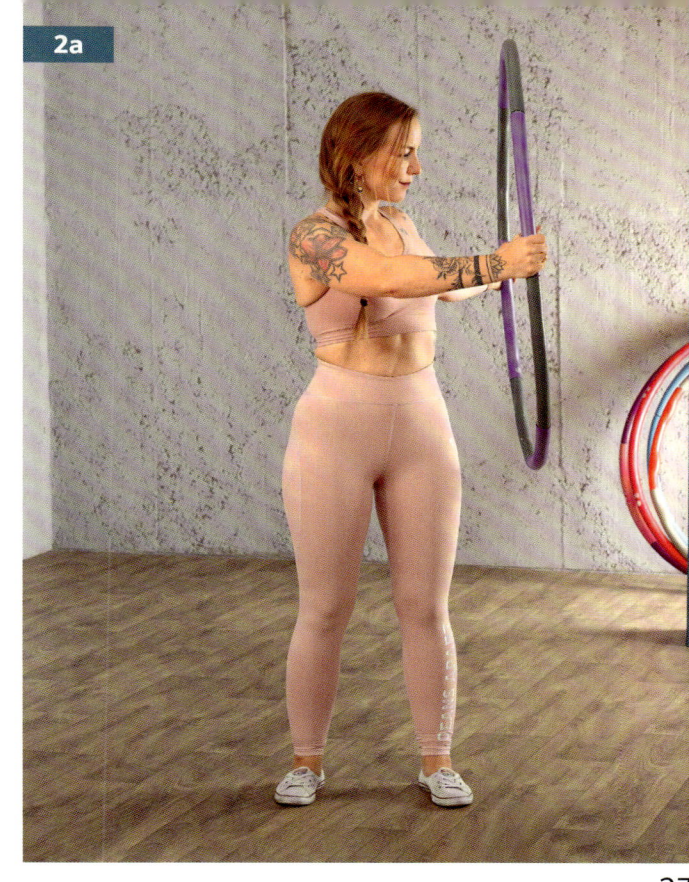

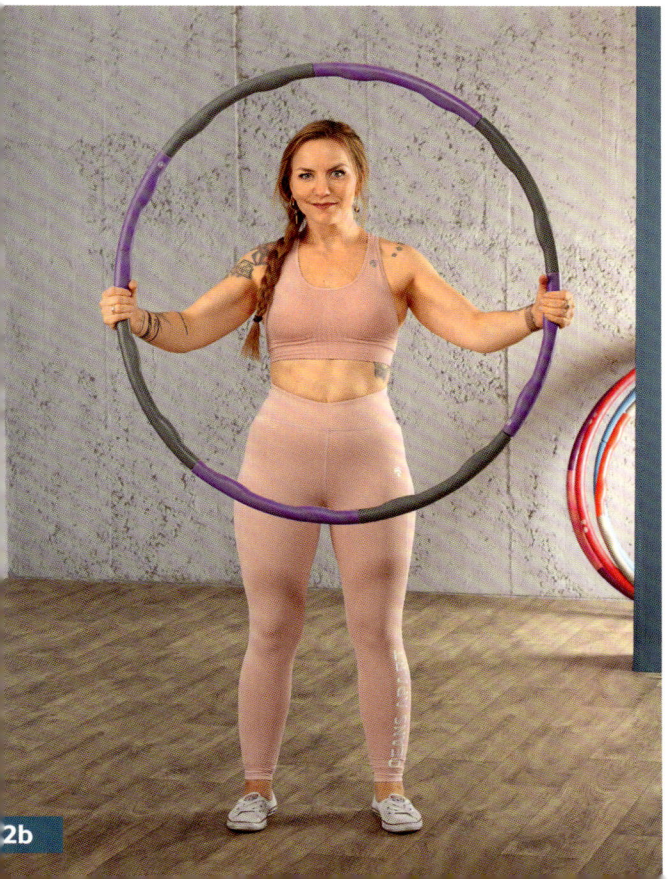

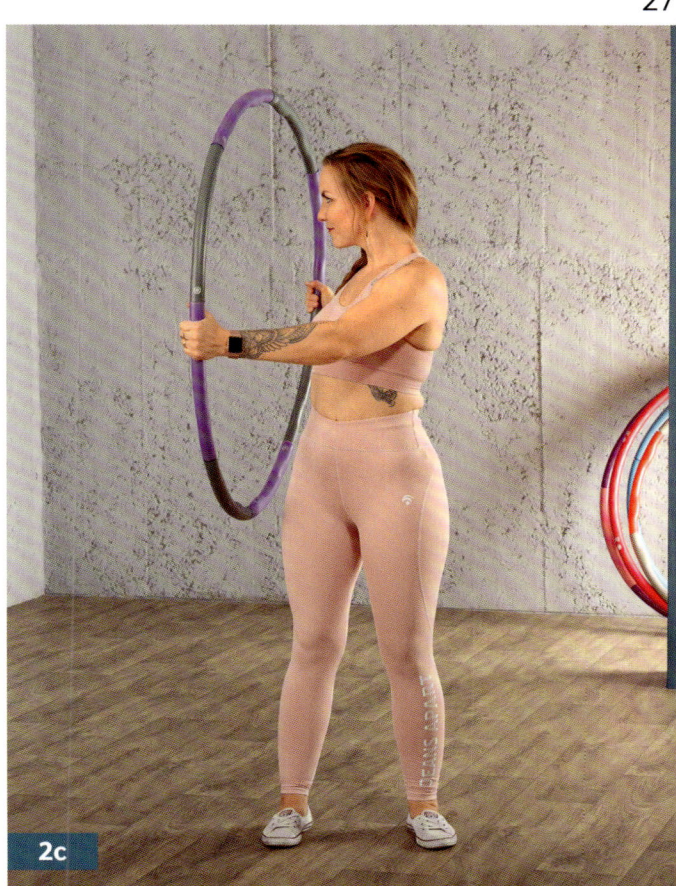

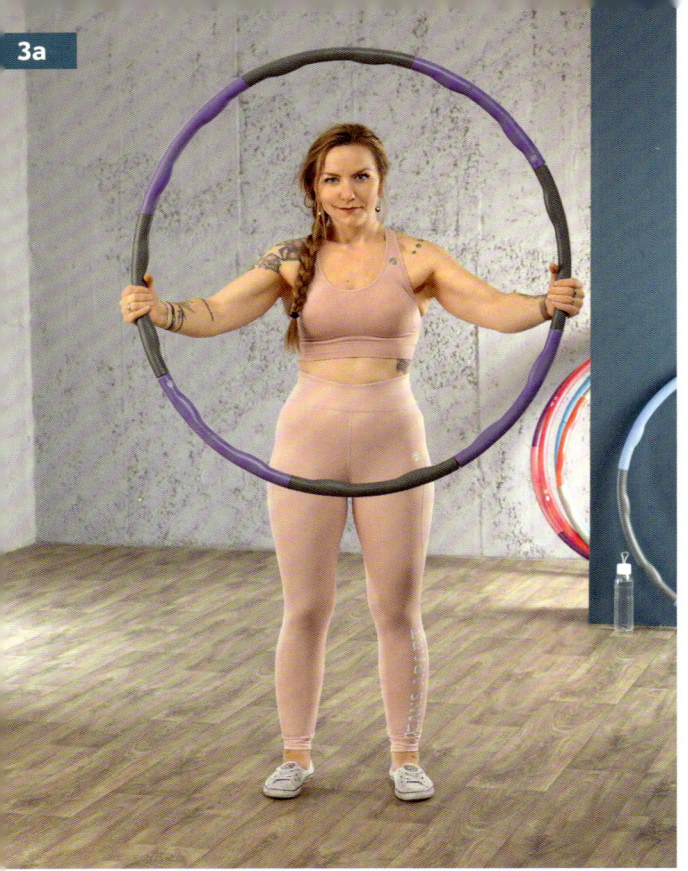

3a

ÜBUNG 3

Strecke deinen Reifen vor der Brust mit leichtem Druck auf den Reifen nach vorne, sodass Spannung im Arm aufgebaut wird. Deine Ellenbogen bleiben dabei locker! Ziehe den Reifen kraftvoll zur Burst, drücke deine Schulterblätter eng zusammen.

Eine gute Schultermuskulatur trägt auch zu deiner guten Körperhaltung bei und sorgt zudem dafür, dass die Gelenke entlastet werden.

Wenn du die Schulterblätter zusammenziehst, strecke den Brustkorb bewusst nach vorne.

28

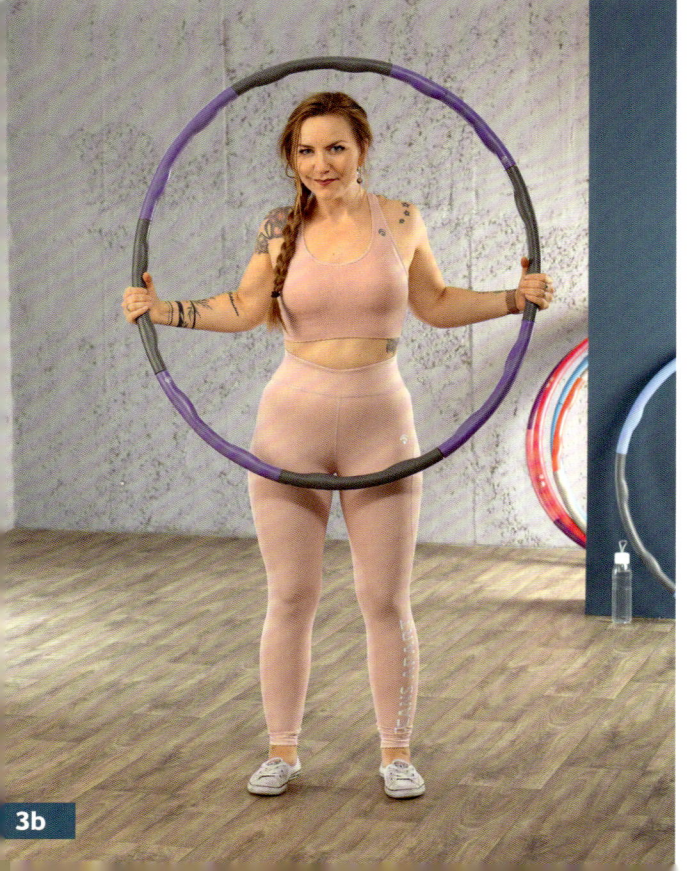

3b

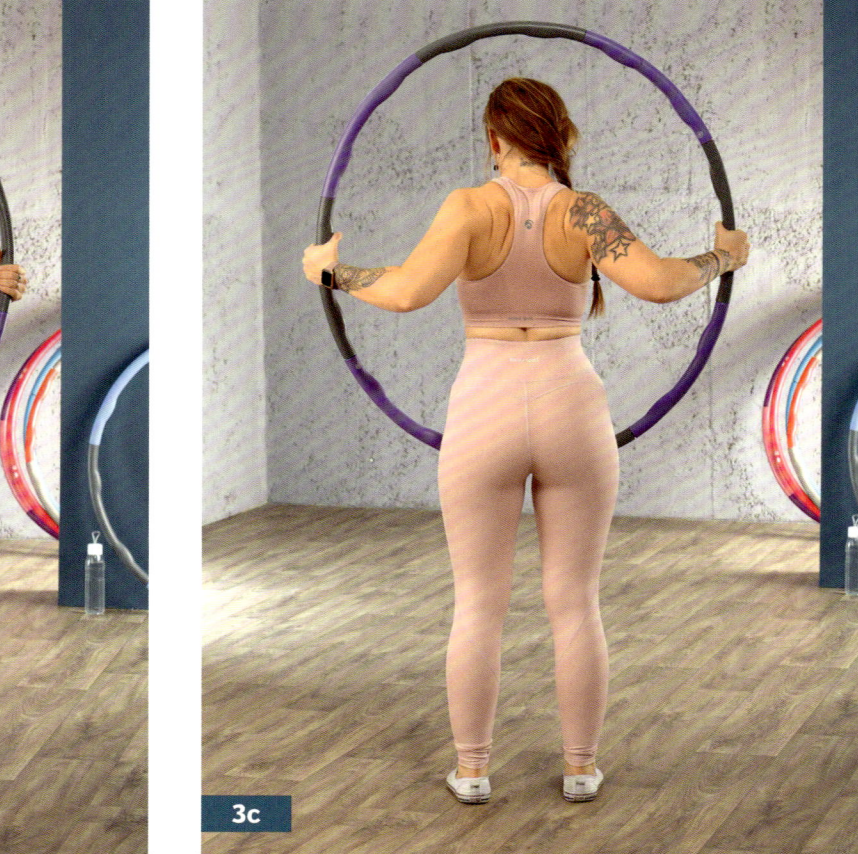

3c

ÜBUNG 4

Halte den Reifen über deinen Kopf, übe etwas Druck auf den Reifen aus, ziehe nun den Reifen kraftvoll runter zur Schulter. Drücke die Schulterblätter dabei eng zusammen. Dann wieder lang nach oben strecken.

Der große Vorteil des Hula Hoop-Reifens: Wir trainieren beide Seiten des Körpers gleichermaßen und der Reifen hilft enorm dabei, das Gleichgewicht zu halten.

Atme tief ein, wenn du den Reifen zu dir ziehst. Und atme beim Wegdrücken des Reifens (egal ob nach vorne oder oben) tief aus.

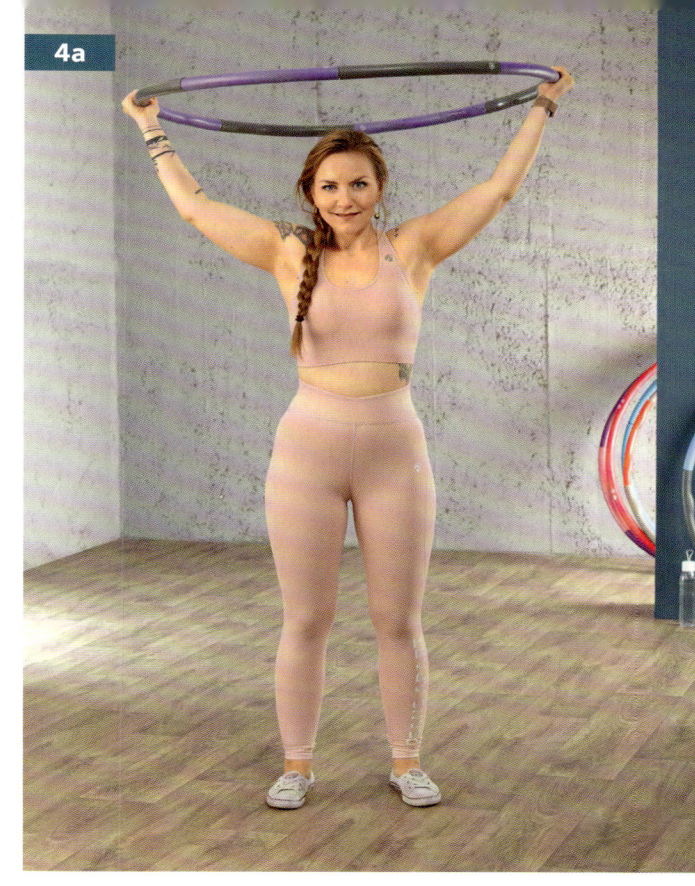

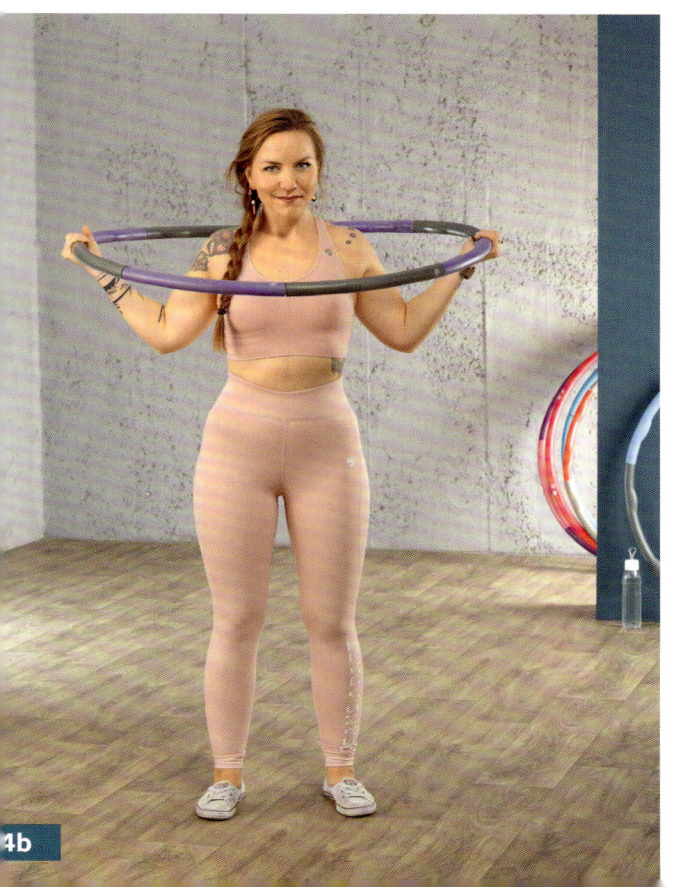

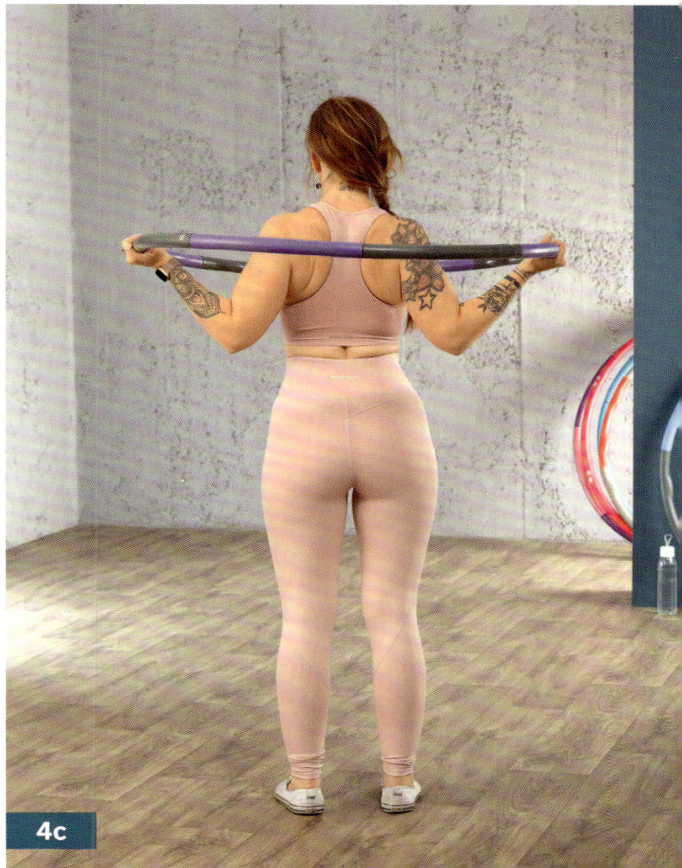

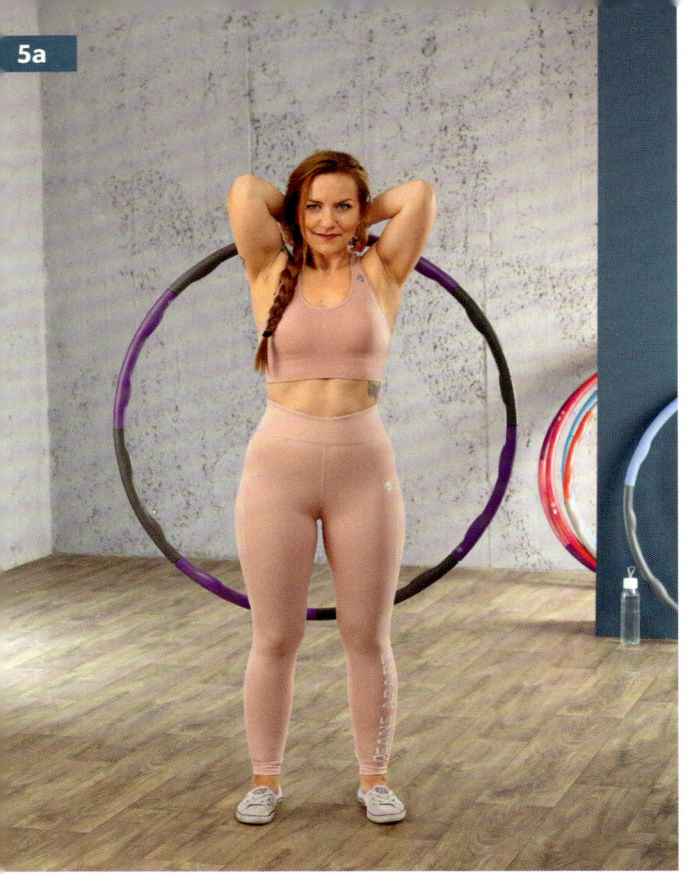

5a

ÜBUNG 5

Halte den Reifen hinter den Kopf. Du kannst ihn in die Daumen hängen, deine Ellenbogen zeigen dabei nah am Kopf nach vorne! Nun drücke den Reifen hinter dem Kopf hoch und runter. Lasse deinen Kopf gerade! Als Steigerung führe die Übung wechselseitig nur mit einem Arm durch. Diese Übung hilft wunderbar gegen die sogenannten Winkearme. Du trainierst also deinen Trizeps.

Tipp: Achte darauf, deinen Bauch und Beckenboden auch hierbei anzuspannen.

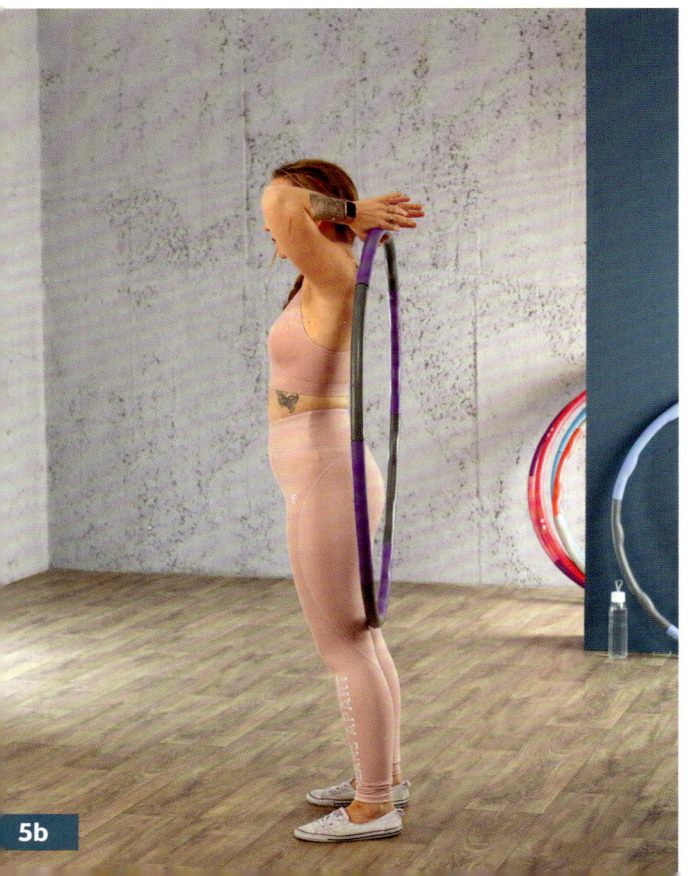

5b

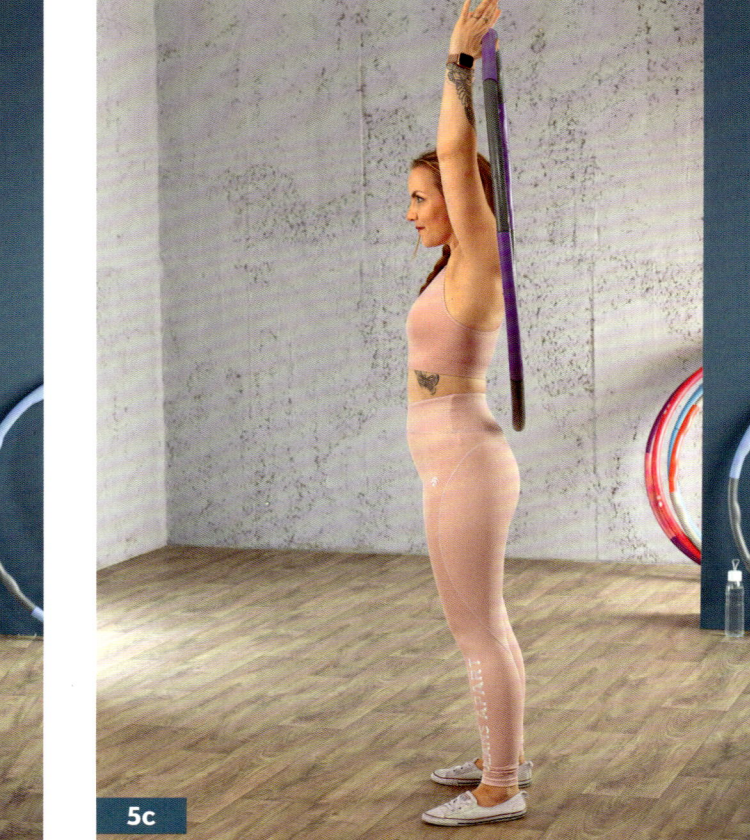

5c

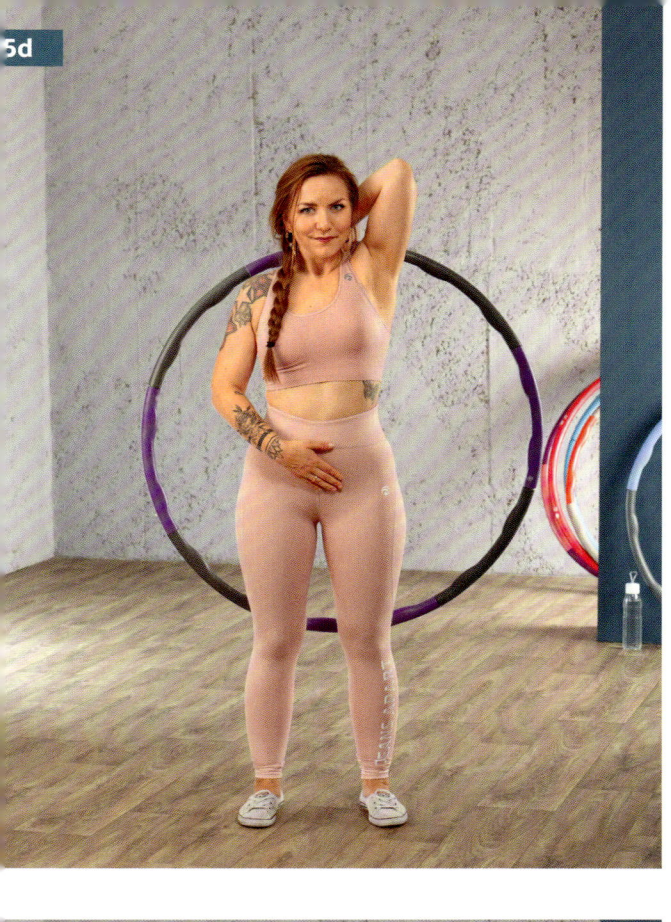

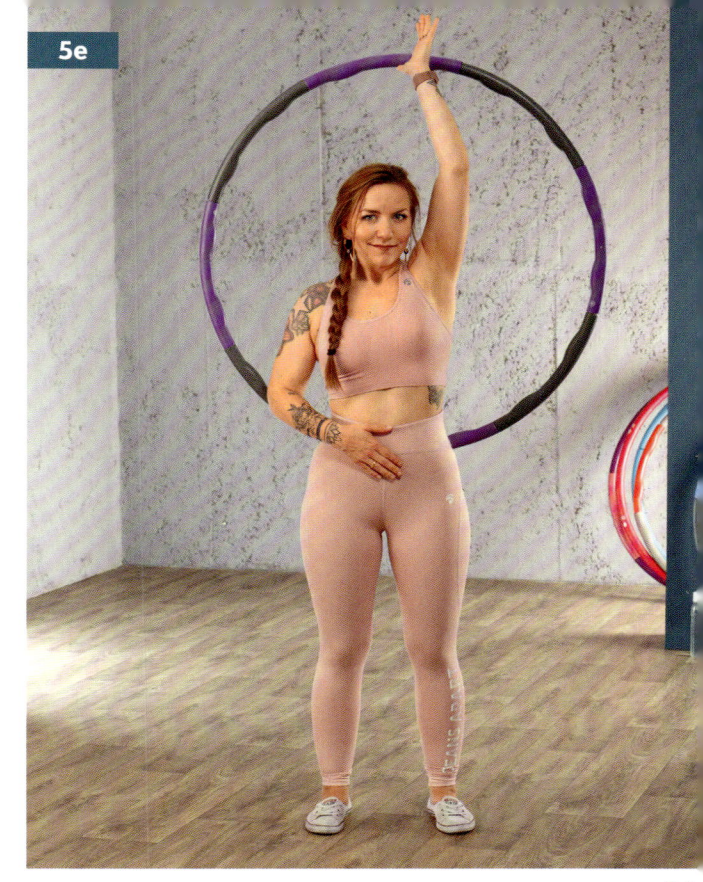

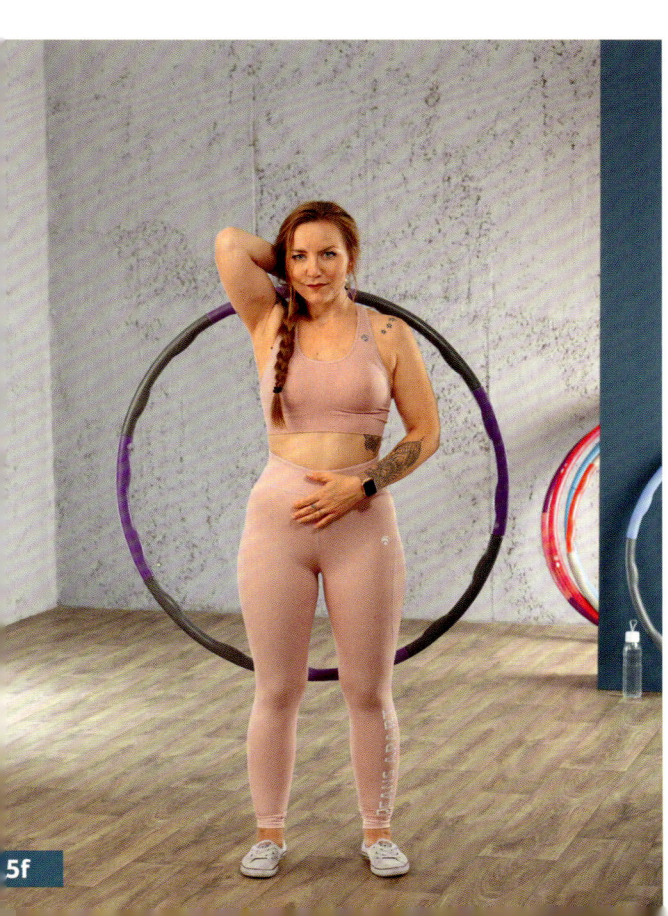

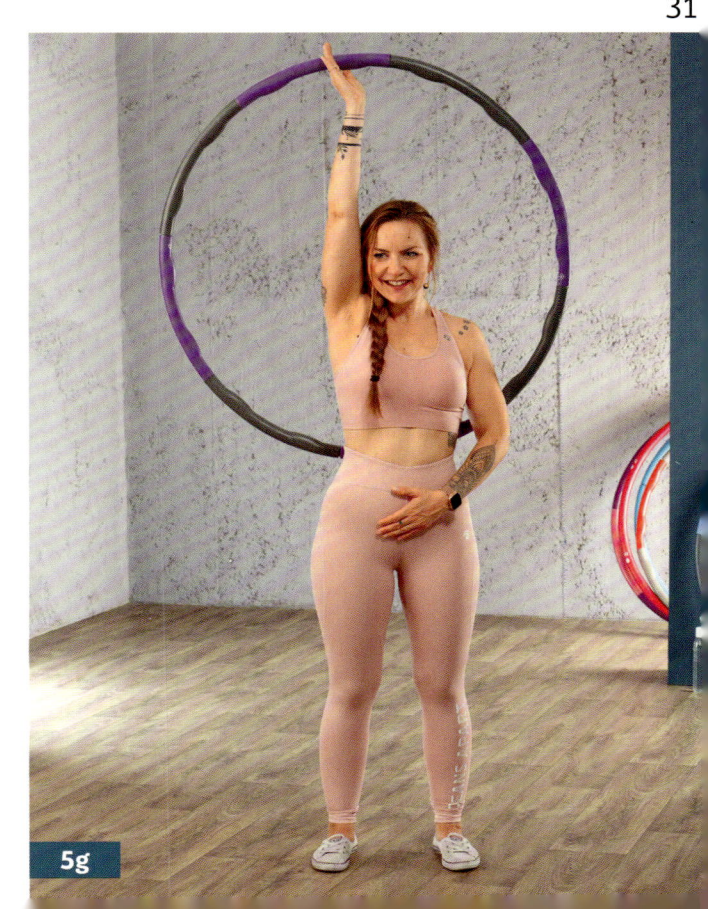

ÜBUNG 6

Gehe in die Squat-Position. Der Po zeigt schön weit nach hinten! Ziehe deinen Bauchnabel zur Wirbelsäule hin, um einen geraden Rücken zu haben. Spanne deinen Beckenboden dabei an. Strecke den Reifen vor dem Körper nach vorne und drehe ihn nun links herum und rechts herum, so schnell du kannst.

Tipp: Wenn du in die Squat-Position gehst: Denke immer daran, dass deine Knie nicht über die Zehenspitzen zeigen und nach außen gerichtet sind statt nach innen.

ÜBUNG 7

Gehe erneut in die Squat-Position. Drehe den Reifen wieder nach links und rechts. Diesmal aber langsam und der Oberkörper dreht sich mit zu der Seite! Halte in der Mitte immer kurz inne.

ÜBUNG 8

Gleiche Position: Strecke deinen Reifen wieder nach vorne aus: 45 Sekunden so doll schütteln wie du kannst. Strecke deine Ellenbogen dabei bitte nicht ganz durch.

Tipp: Du kannst diese Übungen natürlich auch im aufrechten Stand machen. Dann stelle die Füße circa schulterbreit auseinander.

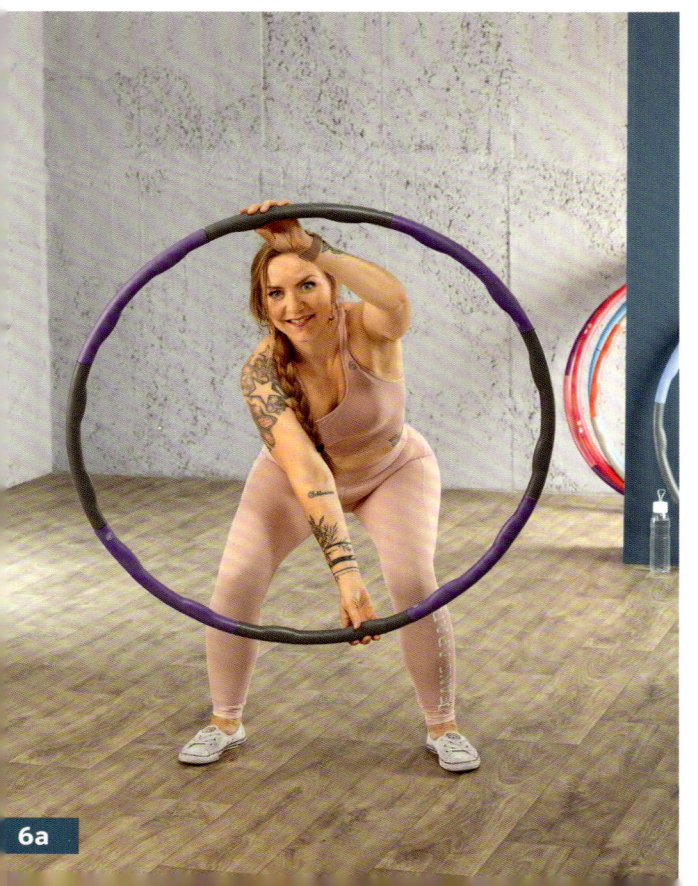

6a

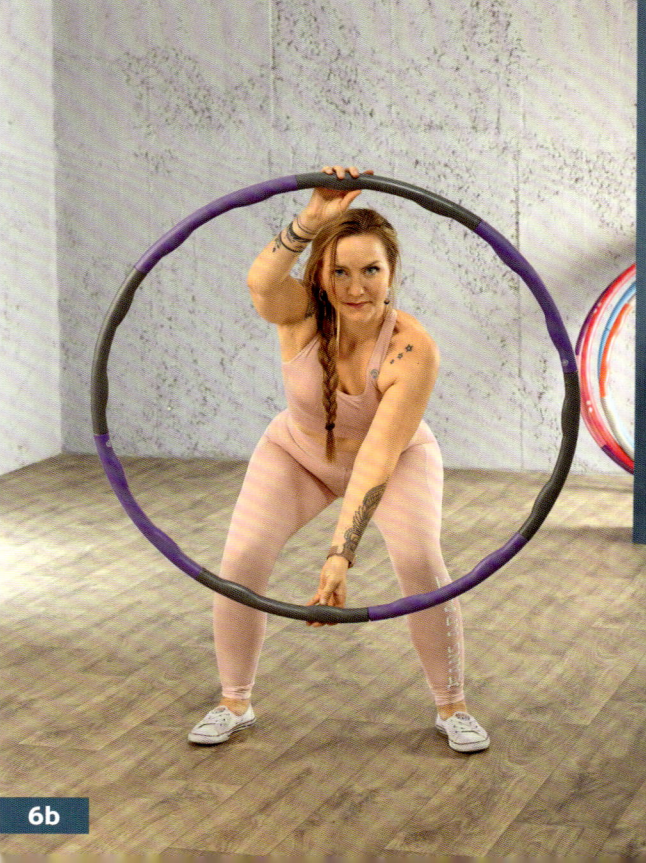

6b

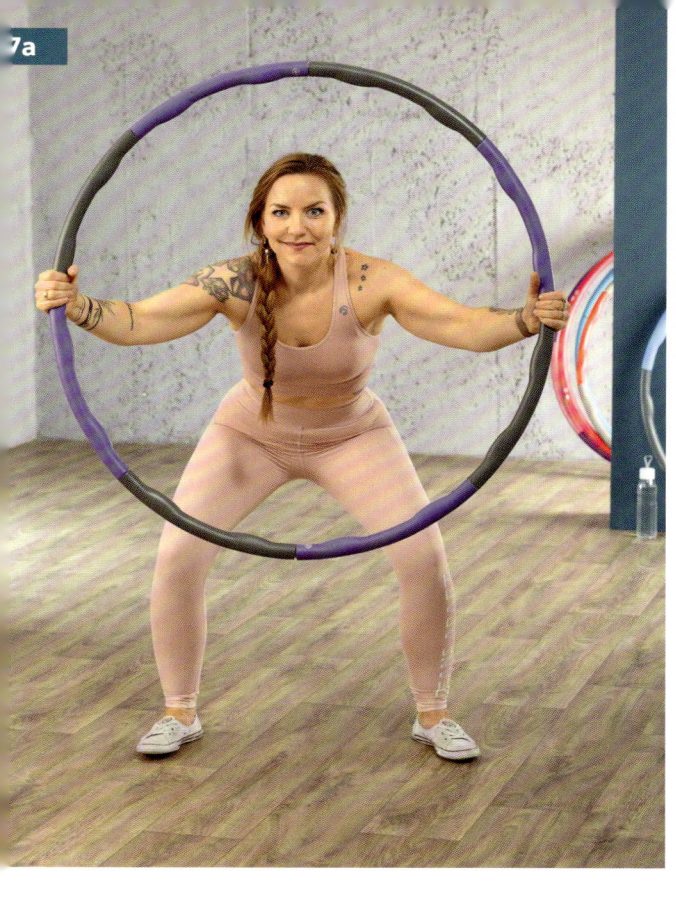

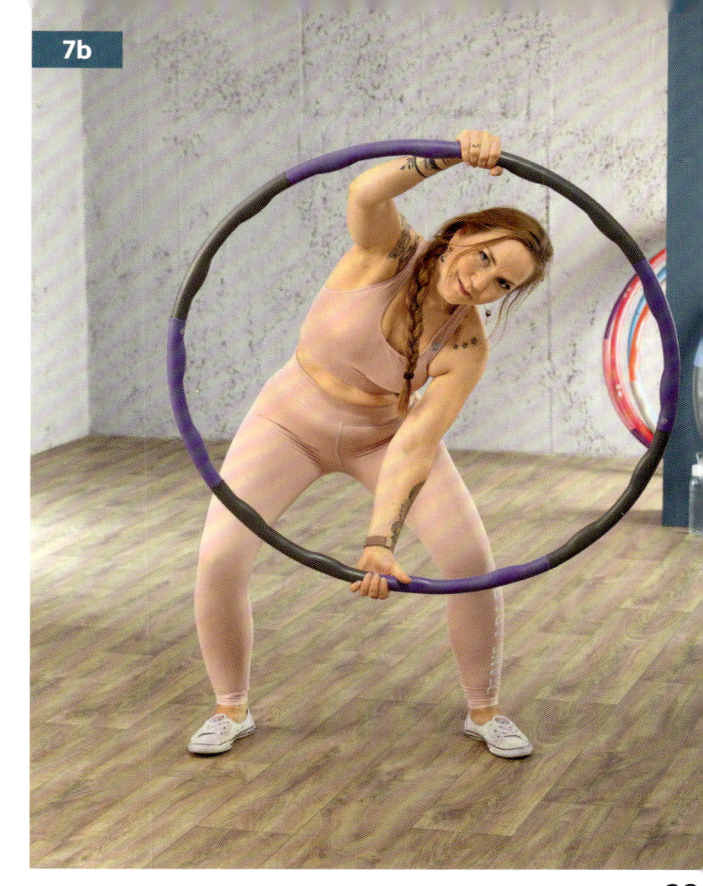

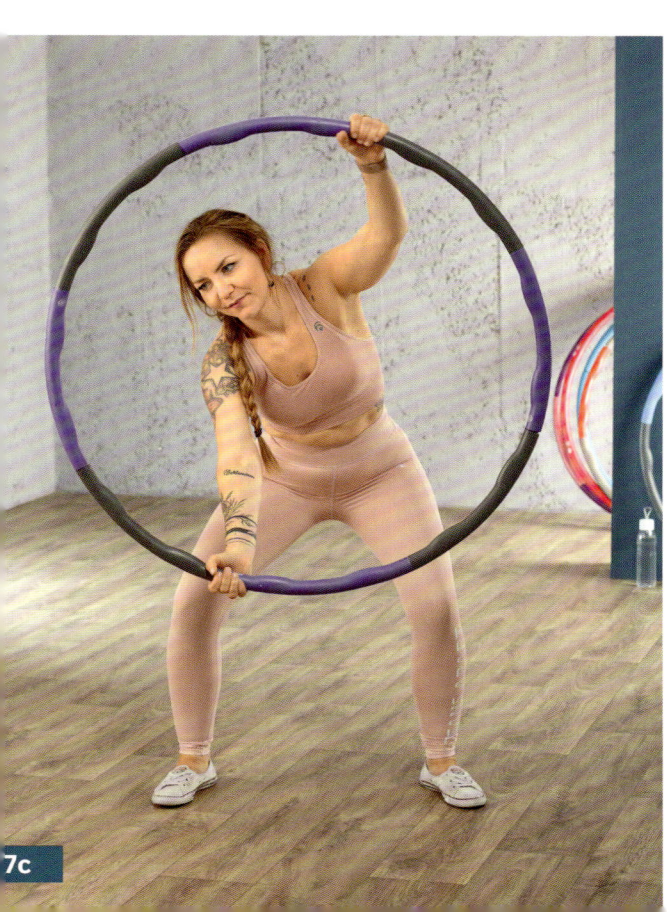

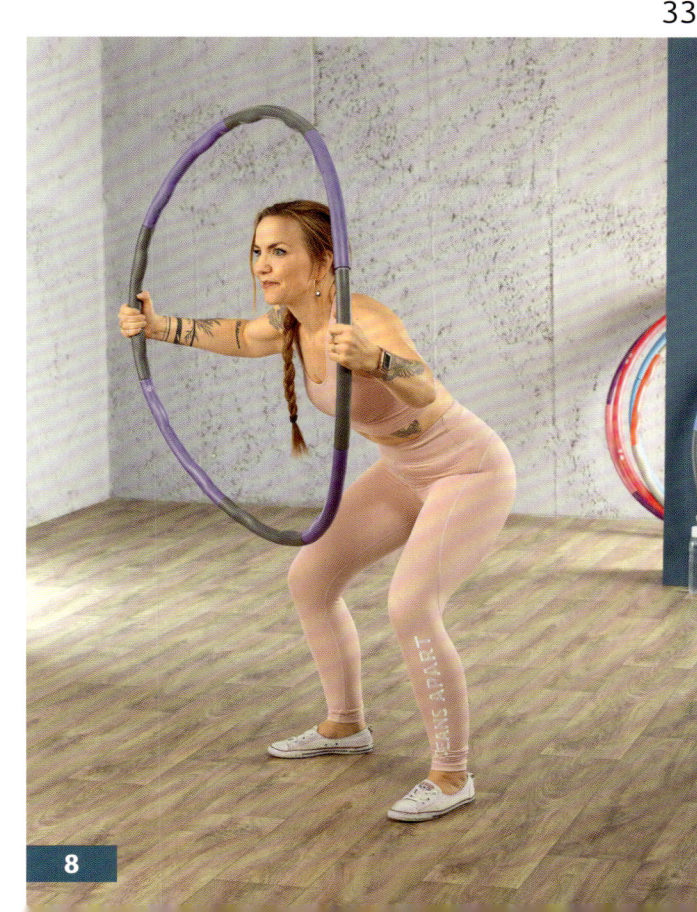

ÜBUNGEN FÜR DIE BEINE MIT SQUATS

Jetzt kommen Beinübungen, bei denen dein Reifen dir als Gewicht dient oder bei der Stabilisierung deines Stands hilft.

Achte bitte bei allen Squats darauf, dass die Knie nicht vor die Zehenspitzen zeigen, dein Rücken bleibt gerade. Ziehe den Bauchnabel dafür zur Wirbelsäule. Ziehe die Schulterblätter dafür nach hinten, und drücke beim Hochkommen deine Pobacken zusammen. Die Fersen drücken in den Boden. Stelle dabei deinen Reifen vor dich und halte dich daran fest. Als Steigerung kannst du den Reifen vor dir in der Luft halten.

ÜBUNG 1
Klassische Squats. Die Beine sind hüftbreit auseinander. Atme bei der Abwärtsbewegung ein und bei der Aufwärtsbewegung aus.

ÜBUNG 2
Gehe wieder in den Squat. Deine Beine setzt du diesmal aber weiter auseinander und die Zehenspitzen zeigen hierbei nach außen. Das ist besonders effektiv für die Oberschenkelinnenseiten.

ÜBUNG 3
Gehe in den Squat. Strecke beim Hochkommen abwechselnd das linke und das rechte Bein zur Seite.

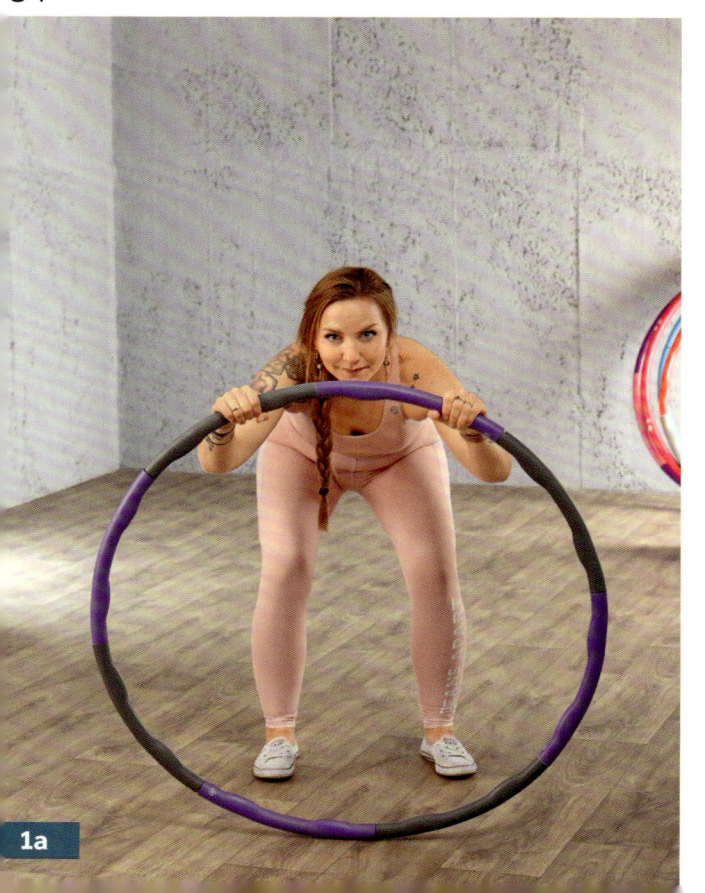

1a

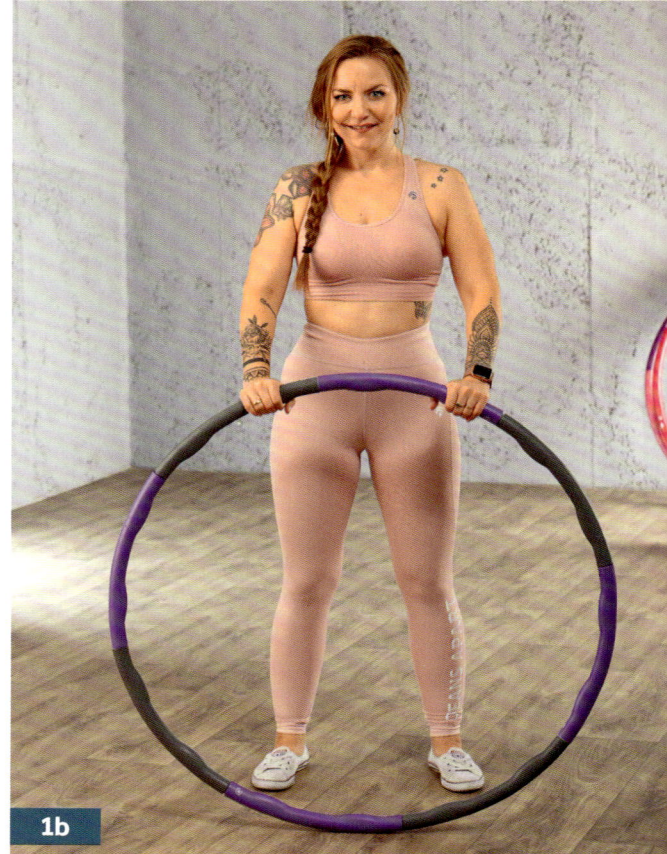

1b

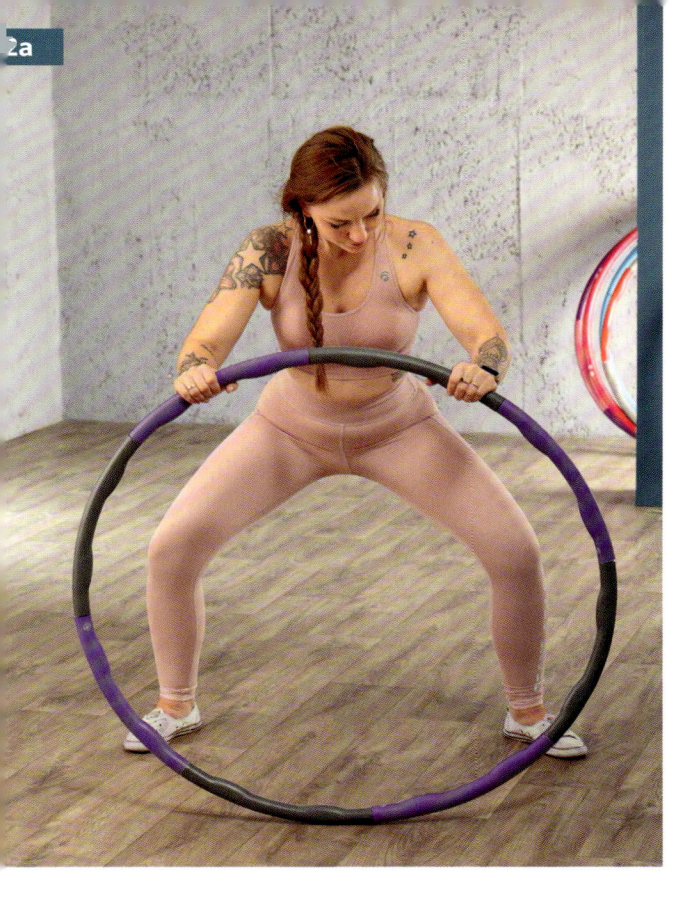

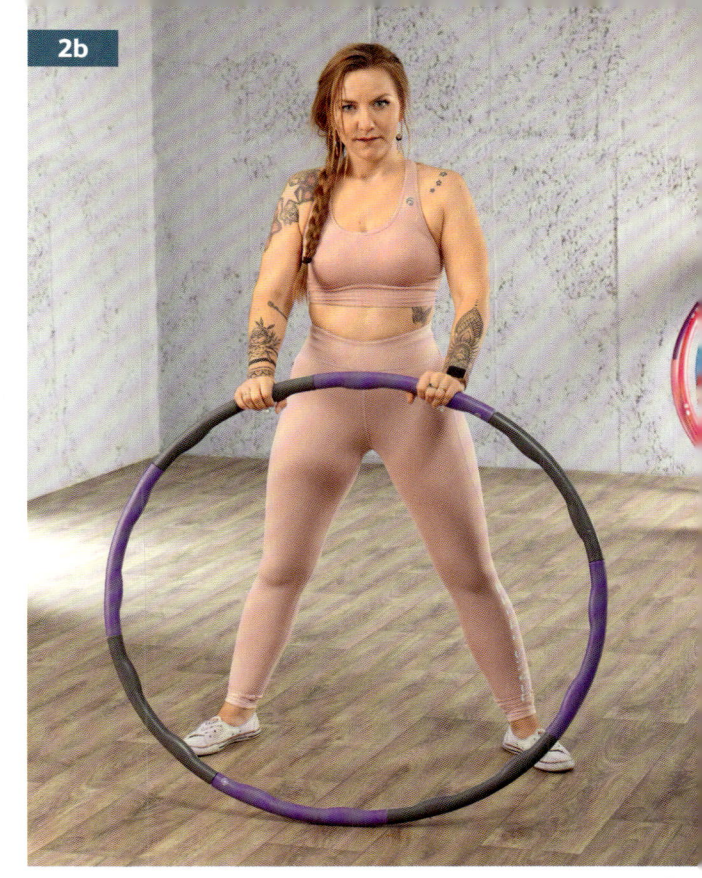

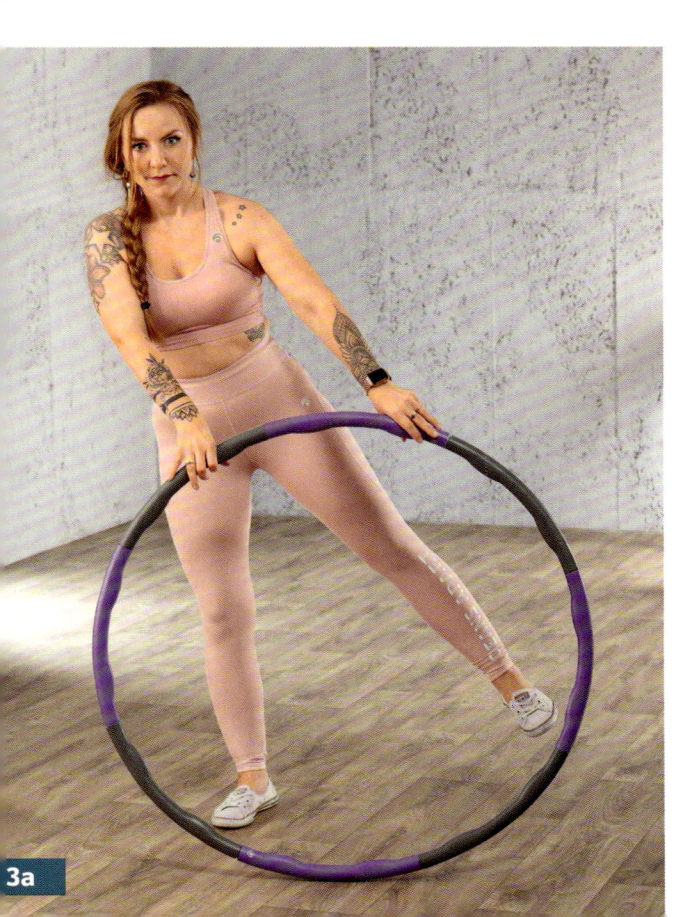

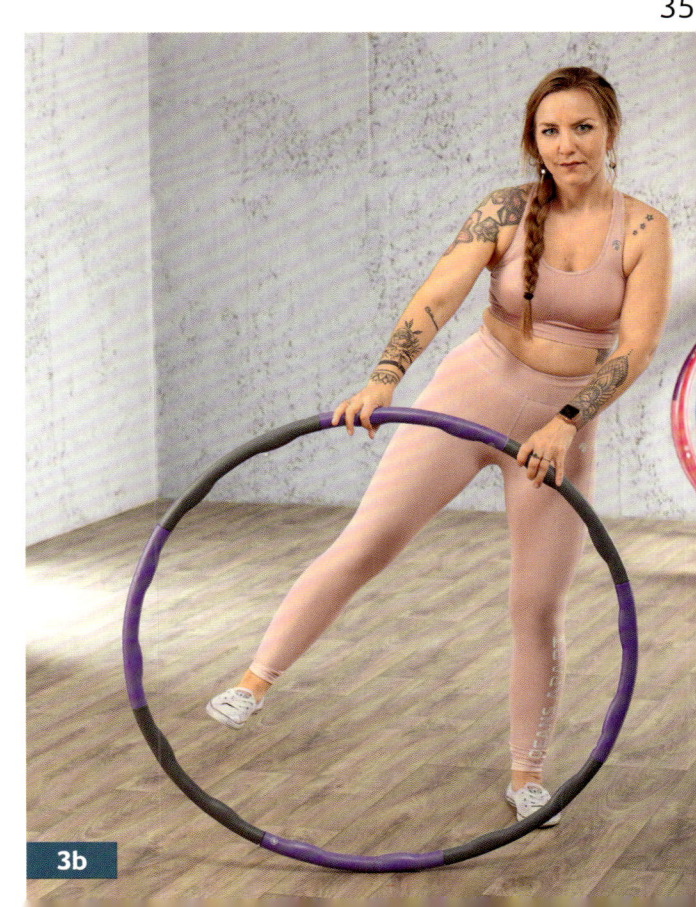

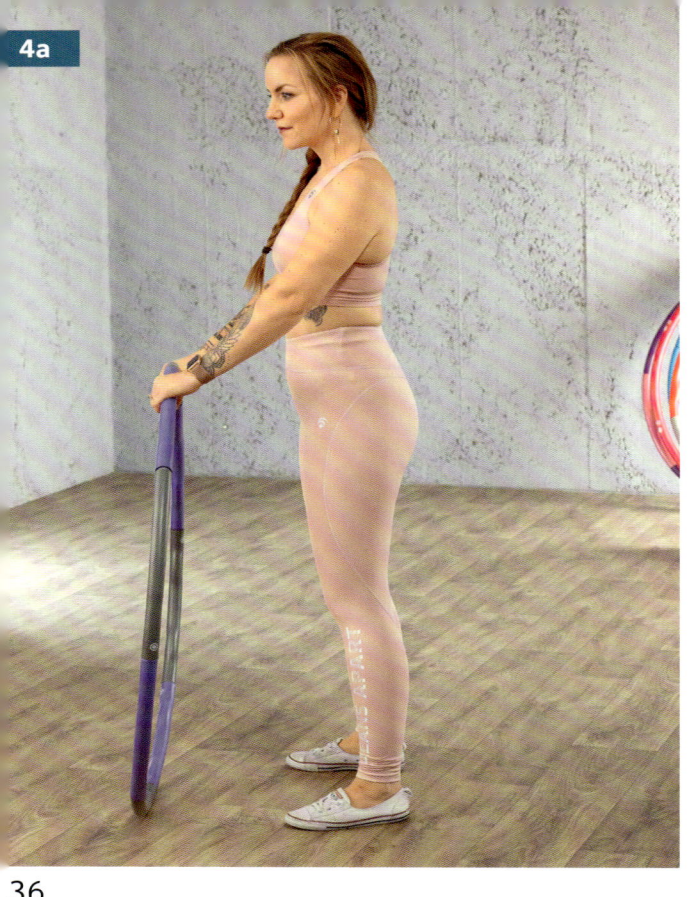

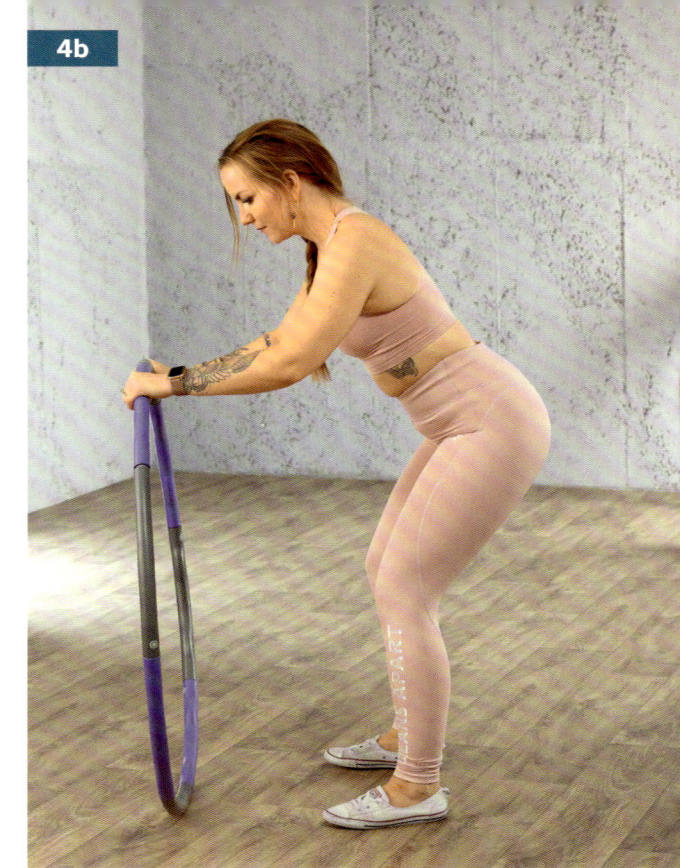

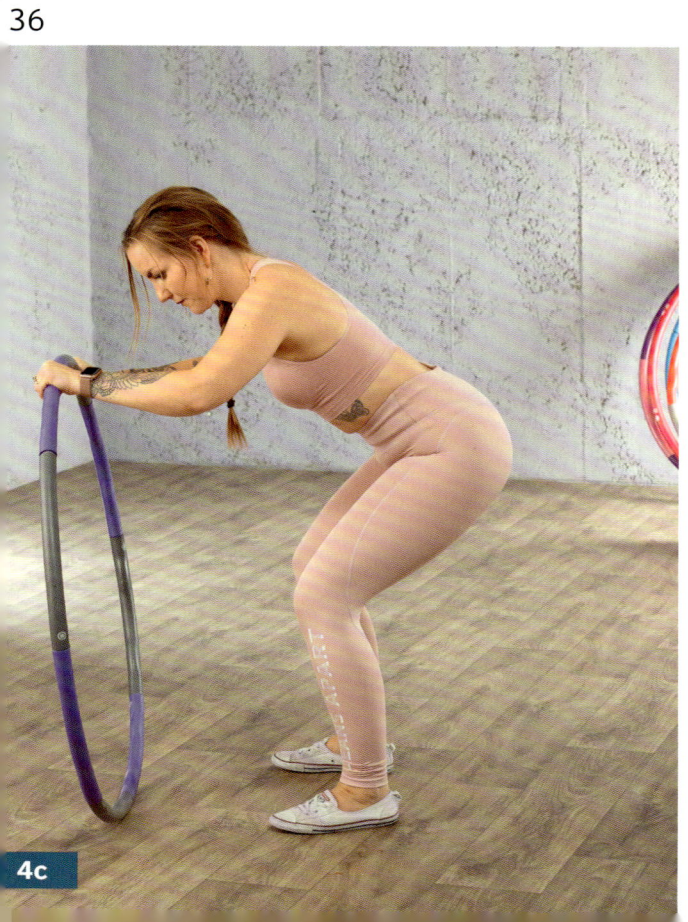

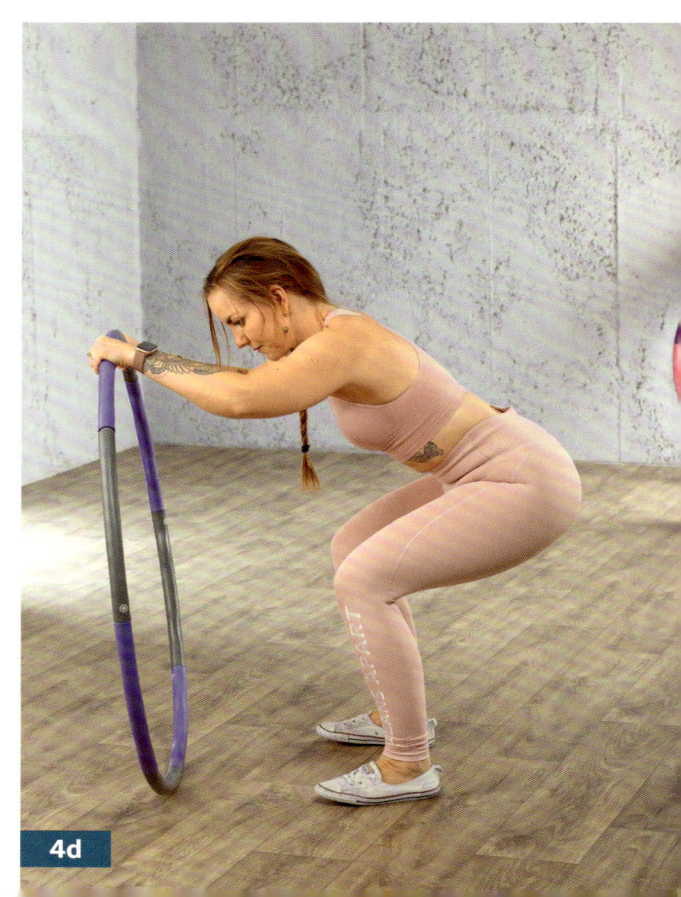

ÜBUNG 4

Gehe in drei Stufen mit dem Po nach unten und in drei Stufen auch wieder hoch.

Diese Übung kannst du natürlich immer verändern. Zum Beispiel, indem du in vier Stufen nach unten gehst und in vier Stufen wieder nach oben. Du wirst sehen, Stufen nach oben empfindest du als anstrengender, da du hier gegen die Schwerkraft arbeitest.

Du kannst auch mal ausprobieren, in wie vielen kleinen Schritten du es hoch und runter schaffst. Kommst du sogar auf 16 Minischritte?

Achte während dieser Übung auch auf deine Kopfhaltung. Schaue mit leicht gesenktem Kopf circa 2,5 Meter vor dir auf den Boden.

> **Tipp:** Squats trainieren nicht nur viele Muskeln gleichzeitig, sondern auch deine Koordination und Balance.

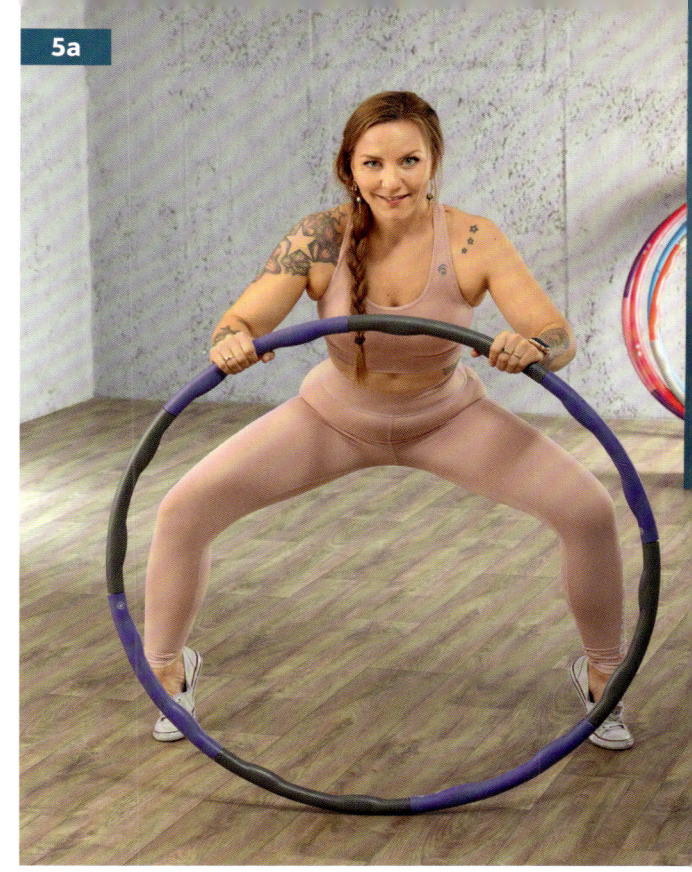

ÜBUNG 5

Bleibe bei diesen Squats unten und stelle die Zehenspitzen hoch und wieder runter.

Wenn du auf die Zehenspitzen gehst, atme tief ein. Halte die Position ein paar Minuten. Dabei solltest du die beiden großen Zehen spüren. Atme beim Absenken des Fußes wieder aus.

> **Tipp:** Bei diesen Übungen trainierst du effektiv deine gesamte Oberschenkelmuskulatur, deinen großen Gesäßmuskel, deinen Beinbizeps, deinen gesamten unteren Rücken, deine Waden und deine Adduktoren.

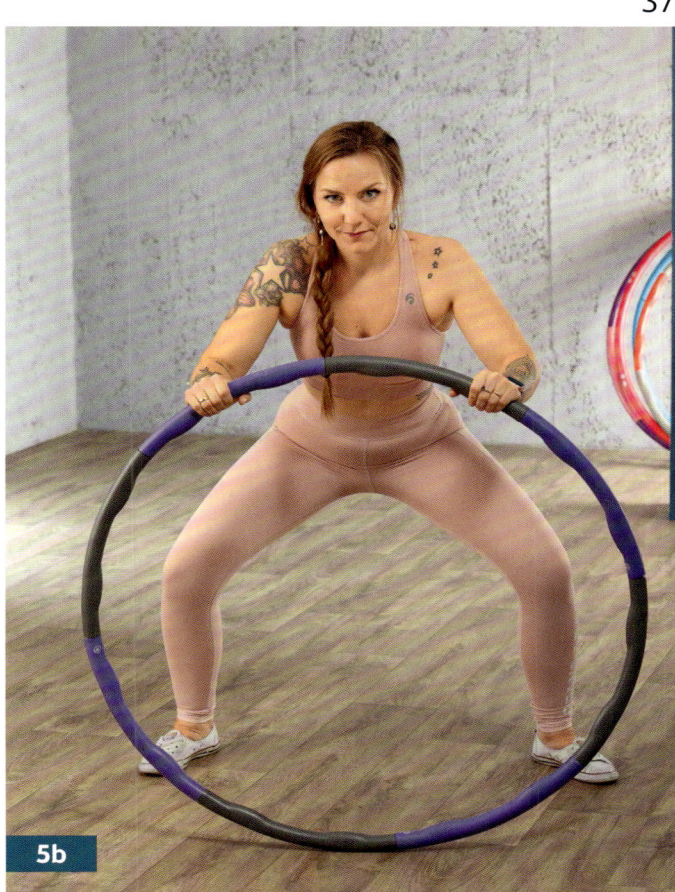

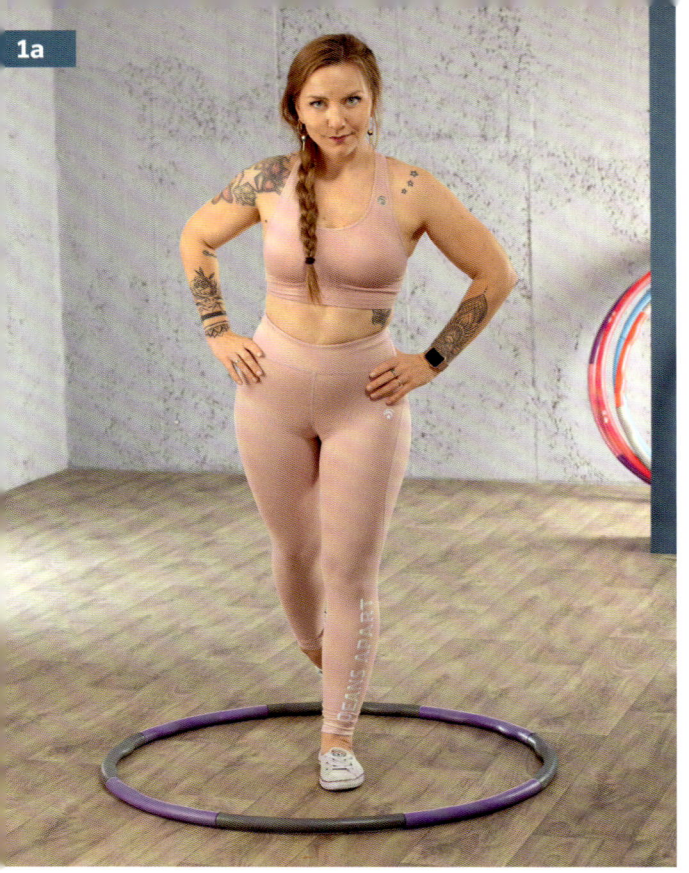

ÜBUNGEN FÜR DIE BEINE OHNE SQUATS

Achte bei all den Übungen darauf, den Bauch fest zu lassen und den Beckenboden anzuspannen. Viele haben bei dieser Übung auch eine starke und eine nicht so starke Seite. Das ist völlig normal. Aber diese Übung hilft dir enorm dabei, deine Balance zu schulen. Dafür fixierst du am besten einen festen Punkt vor dir. Dies kann dir dabei helfen, das Gleichgewicht besser zu halten.

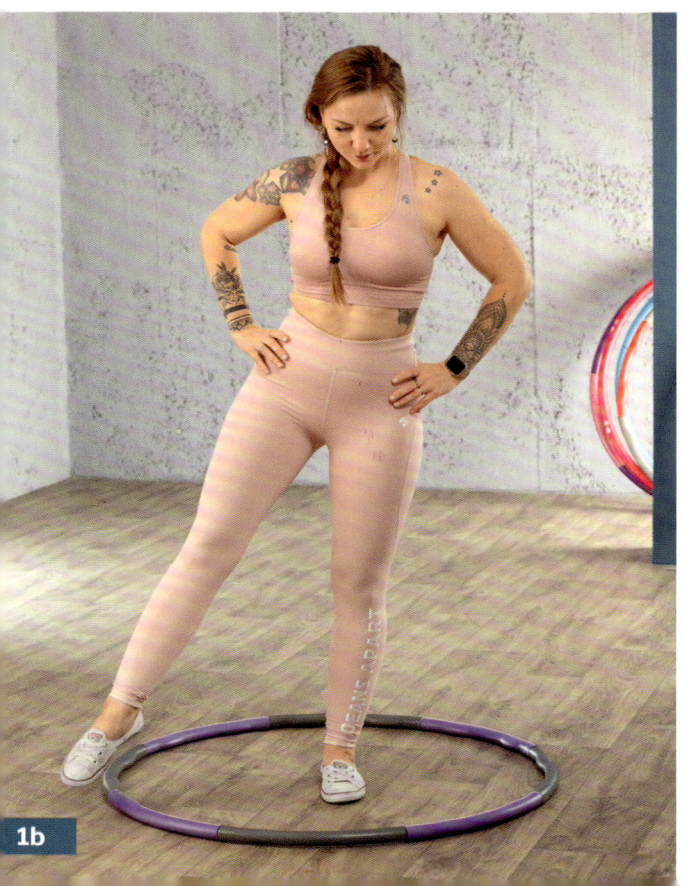

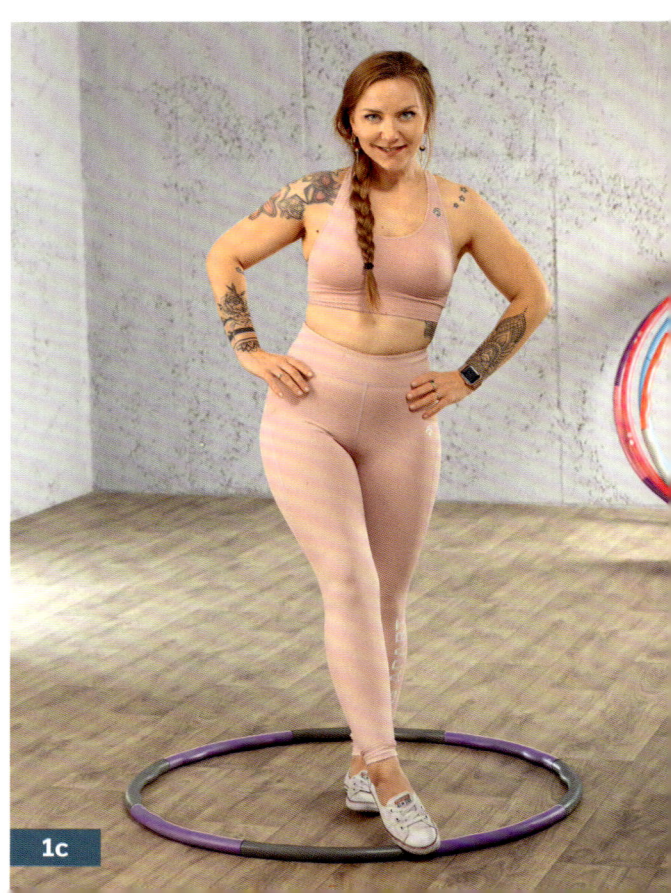

ÜBUNG 1

Lege deinen Reifen auf den Boden und stelle dich mittig in den Reifen. Dein Standbein bleibt im Knie dabei locker. Bei dem anderen Bein streckst du die Fußspitze lang und fährst dann mit dem ausgestreckten Bein den Reifen entlang. Von vorne über die Seite nach hinten und von hinten über die Seite nach vorne. Erst mit dem einen Bein, dann mit dem anderen Bein. Achte darauf, dass das Becken gerade bleibt. Wiederhole diese Übung pro Bein fünfzehnmal. Stelle dabei sicher, dass das Knie deines Standbeins locker bleibt und der Bauch angespannt ist.

ÜBUNG 2

Bei dieser Übung gehst du wie bei Übung 1 vor, nur mit dem Unterschied, dass du dein Bein nach vorne und hinten anhebst. Versuche, dein Becken dabei nicht zu kippen.

Tipp: Du kannst deine Arme auch lang zu den Seiten strecken, um mehr Gleichgewicht zu haben. Achte dann darauf, deine Schultern nicht hochzuziehen.

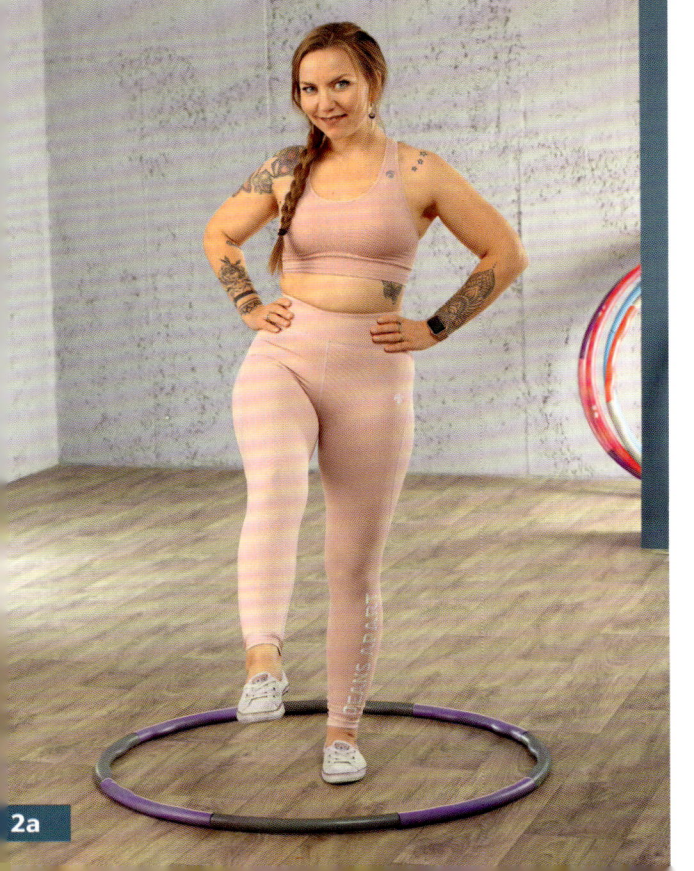

2a

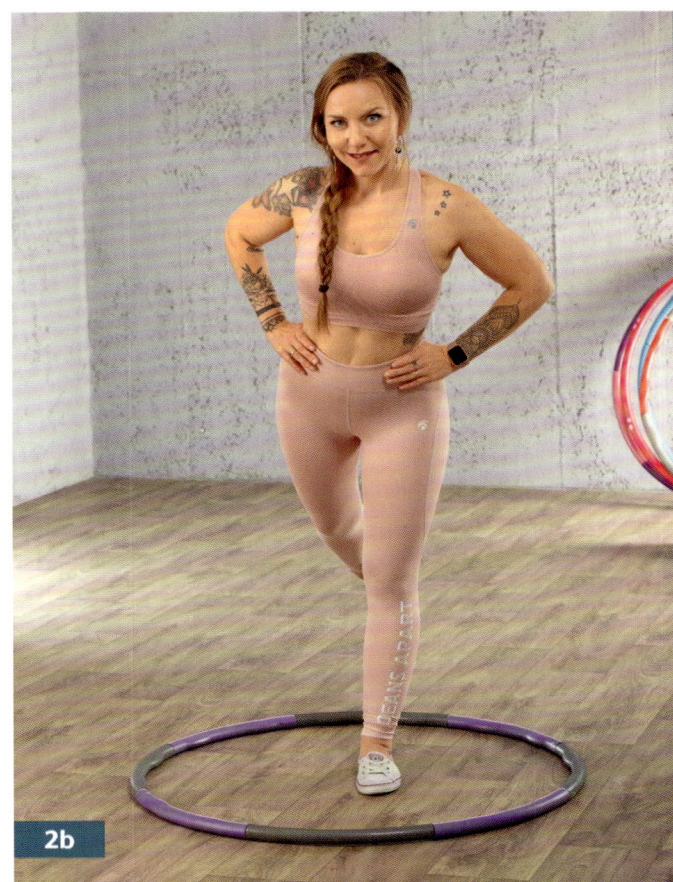

2b

ÜBUNG 3

Ziehe dann beim anderen Bein die Zehenspitzen heran, hebe dein Bein seitlich und senke es wieder ab. Wiederhole dies mehrmals mit kleinen geführten Bewegungen. Halte dabei Bauch und Beckenboden angespannt. Versuche, gerade zu bleiben und in der Taille nicht zur Seite abzuknicken.

„Die wichtigste Beziehung im Leben ist die zu dir selbst. Spüre dich bei diesen Übungen und danke deinem Körper für seine Leistung!"

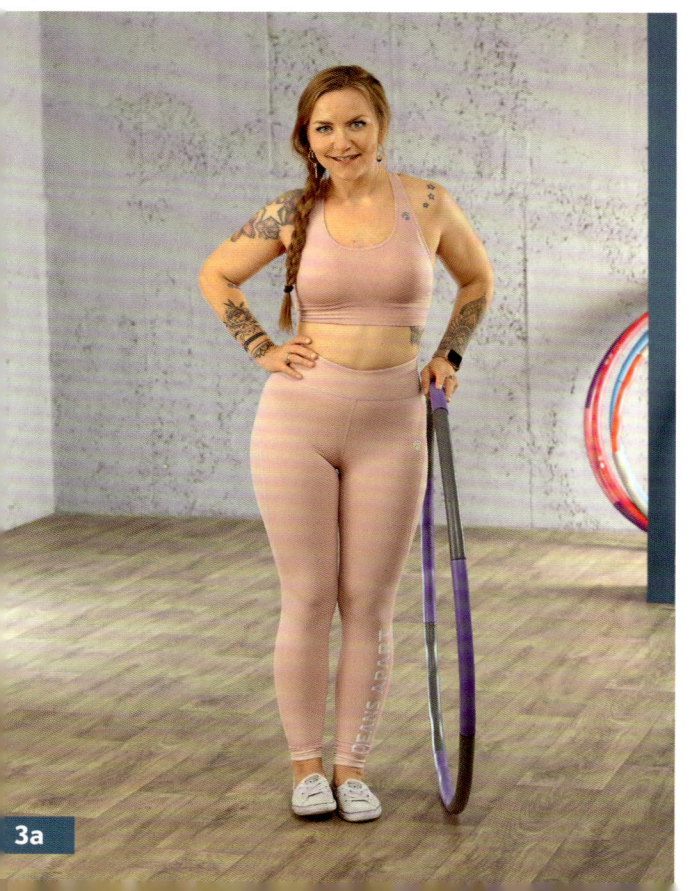

3a

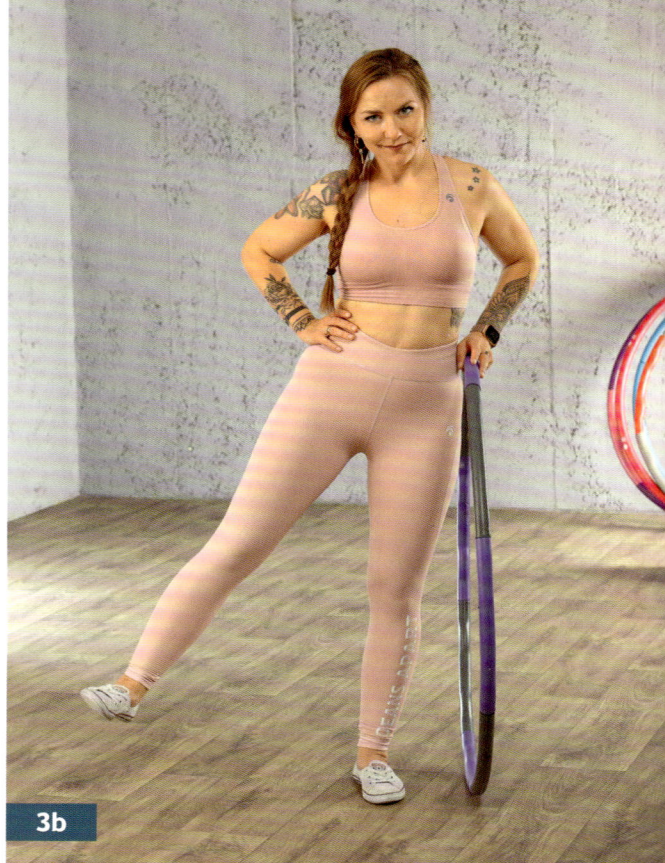

3b

ÜBUNG 4

Hebe bei dieser Übung das Bein seitlich nach oben und lasse es 15 Sekunden lang wippen. Wiederhole die Übung mehrmals abwechselnd mit beiden Beinen: Seitlich nach oben heben und wippen lassen.

Nutze den Reifen, um dich daran festzuhalten und somit einen stabileren Stand zu haben. So kannst du dich auch besser auf die saubere Ausführung der Beinbewegung konzentrieren.

ÜBUNG 5

Stelle den Reifen vor dem Körper ab, dein Standbein bleibt im Knie locker. Ziehe die Zehenspitze des anderen Beins heran und strecke es nach hinten. Spanne dabei den Bauch und den Beckenboden an. Es reichen wieder kleine, geführte Bewegungen.

Tipp: Mit einer gestärkten Körpermitte ist es auch einfacher, die Balance zu halten. Die gestärkte Körpermitte bekommst du ja vom Kreisen des Reifens in der Taille.

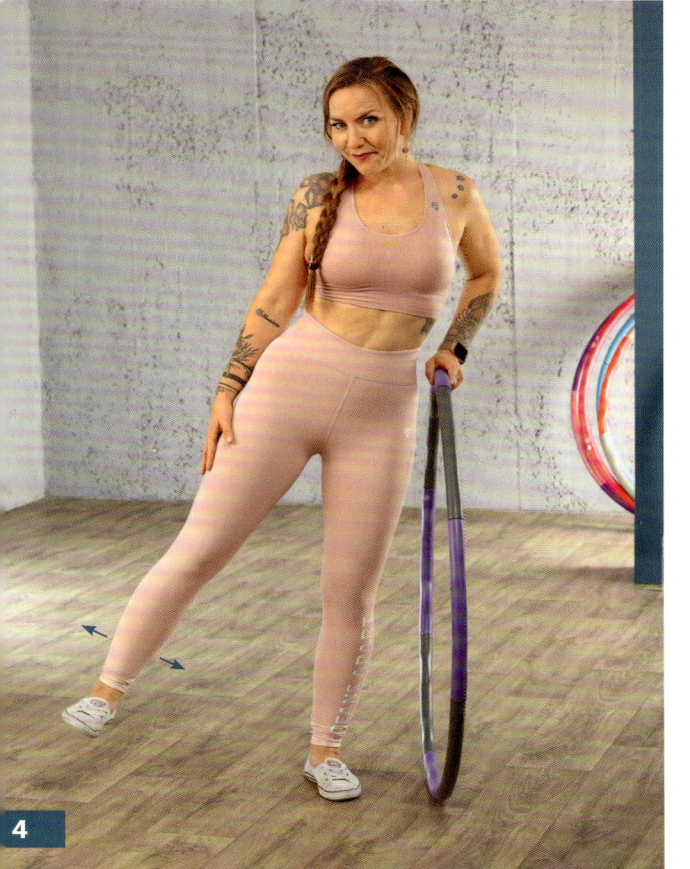

4

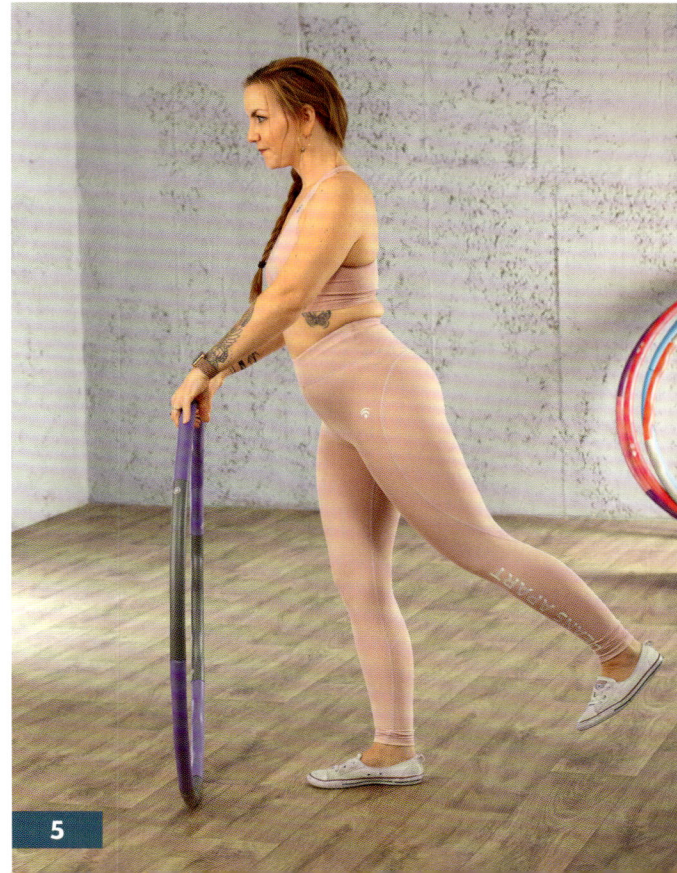

5

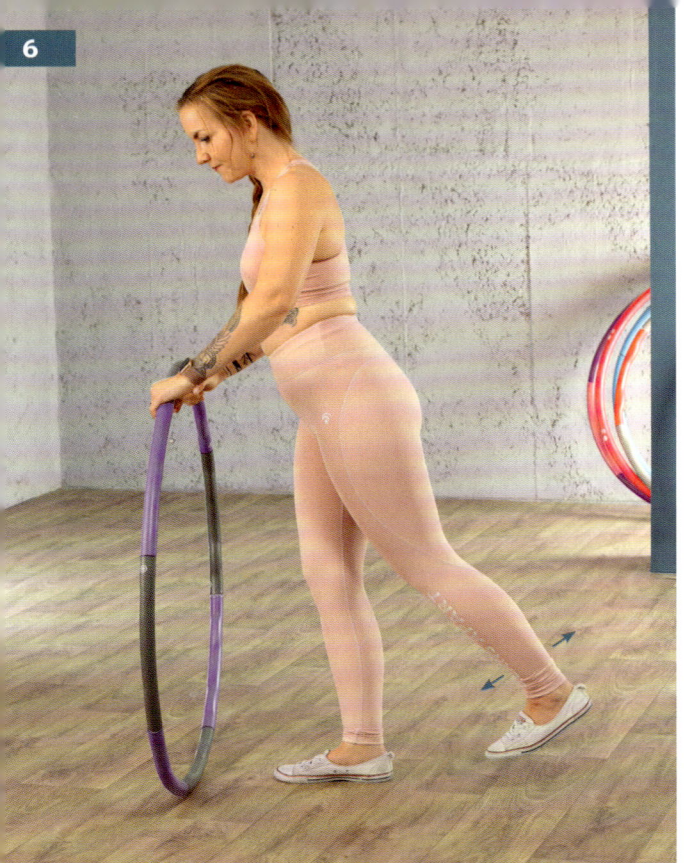

ÜBUNG 6

Wiederhole die vorangegangene Übung, wippe jetzt aber mit jedem Bein 15 Sekunden. Spanne den Bauch und den Beckenboden dabei bewusst an.

ÜBUNG 7

Stelle den Reifen neben dich und mache einen großen Ausfallschritt nach vorne. Die Zehenspitzen dürfen dabei leicht nach außen zeigen. Dein Rücken bleibt gerade.
Spanne wieder den Bauch und den Beckenboden an und gehe mit deinem Knie gerade nach unten bis fast auf den Boden. Achte dabei darauf, dass dein Knie in der Beuge nicht vor die Zehenspitze kommt. Wiederhole diese Übung fünfzehnmal pro Bein.

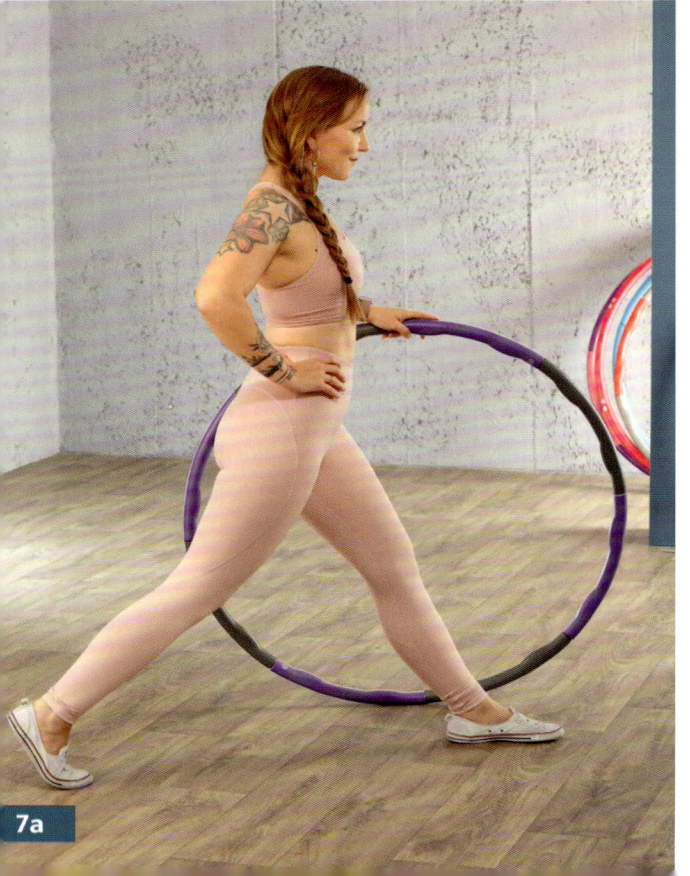

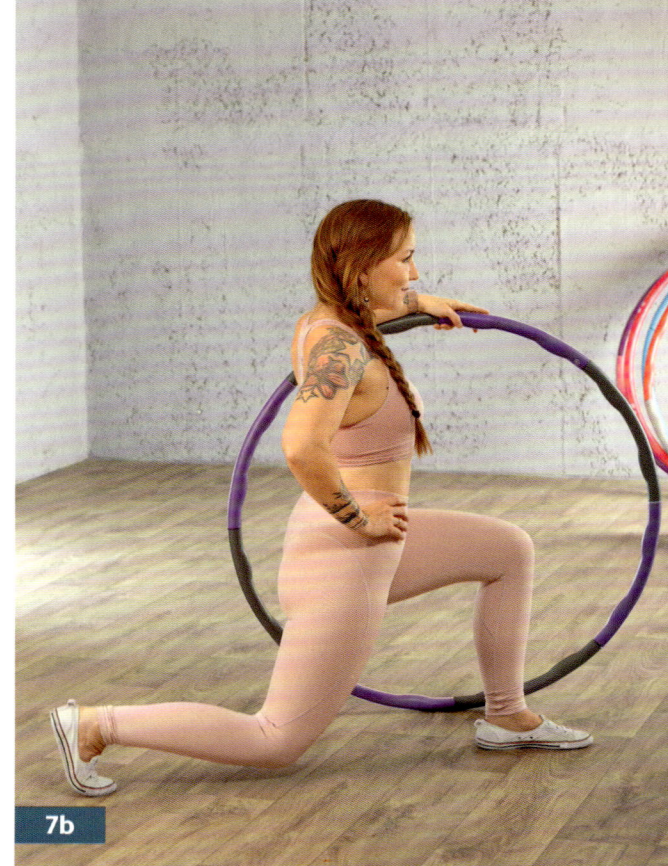

ÜBUNG 8

Halte deinen Reifen vor dem Körper waagerecht in der Luft (circa in Höhe des Bauchnabels), hebe ein Bein und stoße abwechselnd mit dem gestreckten linken und rechten Fuß an den Reifen. Halte deinen Rücken gerade. Das Standbein bleibt im Knie locker.

„Bei den Beinen geht es um viel mehr als um schlank zu sein. Denn sie sind es, die uns mit dem Boden verbinden. Sie tragen uns buchstäblich durch unser Leben."

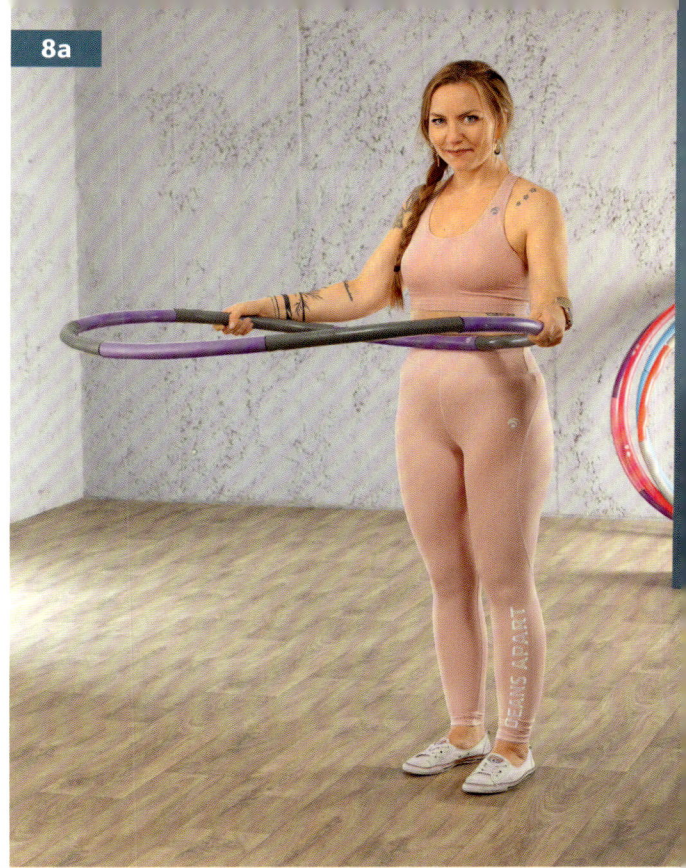

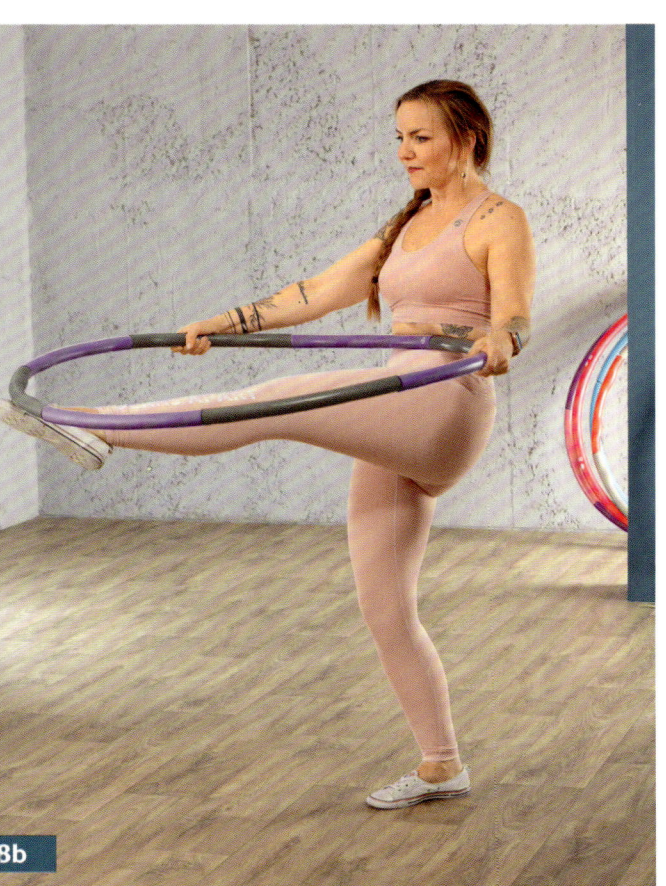

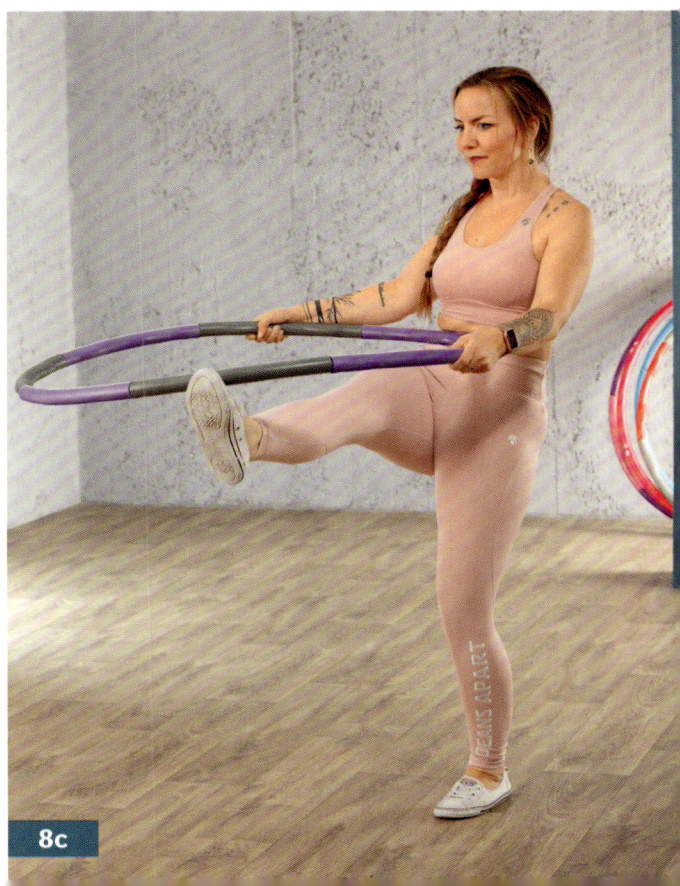

HULLERÜBUNGEN

Die folgenden Übungen kannst du alle ausführen, während du den Reifen kreisen lässt. Dies klappt natürlich meist nicht von Anfang an. Taste dich langsam heran und verzweifle nicht, wenn es da etwas länger dauert, bis du es schaffst! Achte darauf, die Spannung im Bauch konstant aufgebaut zu lassen. Oft lässt die Spannung im Bauch unbewusst nach, sobald man im Bein Spannung aufbaut.

ÜBUNG 1

Stelle dich beim Hullern auf deine Zehenspitzen und strecke die Arme weit nach oben. Mache dich dabei so lang wie du kannst.
Anfangs ist es dabei normal, dass du noch auf der Stelle ein paar Schritte machst, da diese Übung extrem viel Balance und auch Körperbeherrschung erfordert.

ÜBUNG 2

Stelle deine Beine so weit auseinander wie möglich und achte dabei darauf, dass deine Zehenspitzen nach außen zeigen. Bewege dein Becken jetzt nur nach links und rechts.

ÜBUNG 3

Strecke deine Arme nach außen und kreise mit ihnen gegen den Uhrzeigersinn. Achte dabei darauf, die Schultern nicht hochzuziehen. Diese Übung trainiert die gesamte Schultermuskulatur und trägt dadurch auch enorm zur aufrechten Körperhaltung bei.

44

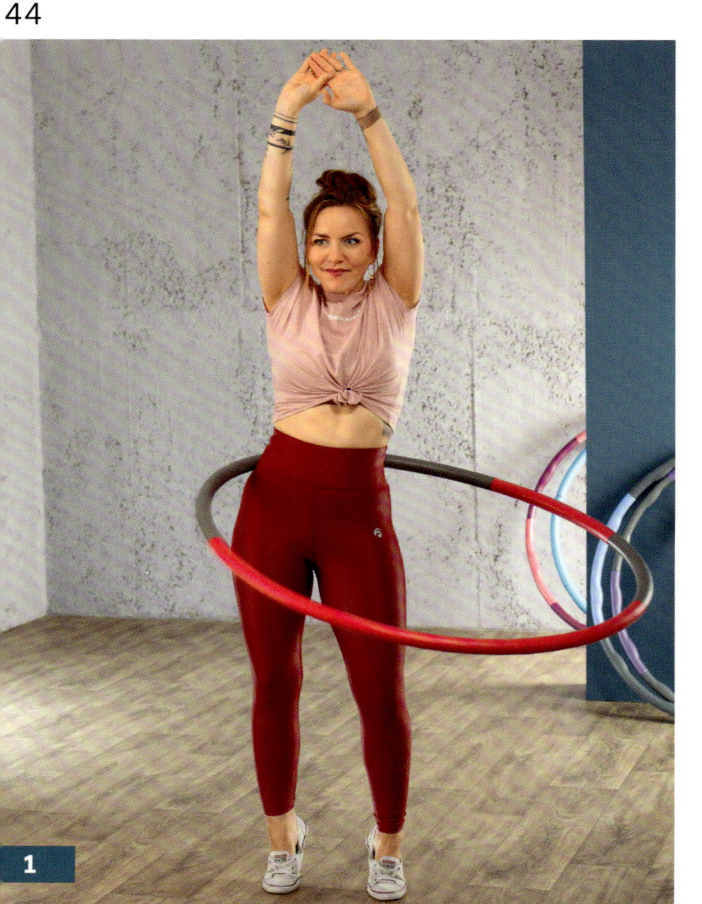

1

„Hullern verbessert die motorischen Fähigkeiten und sorgt gleichzeitig für ein Gefühl der Leichtigkeit."

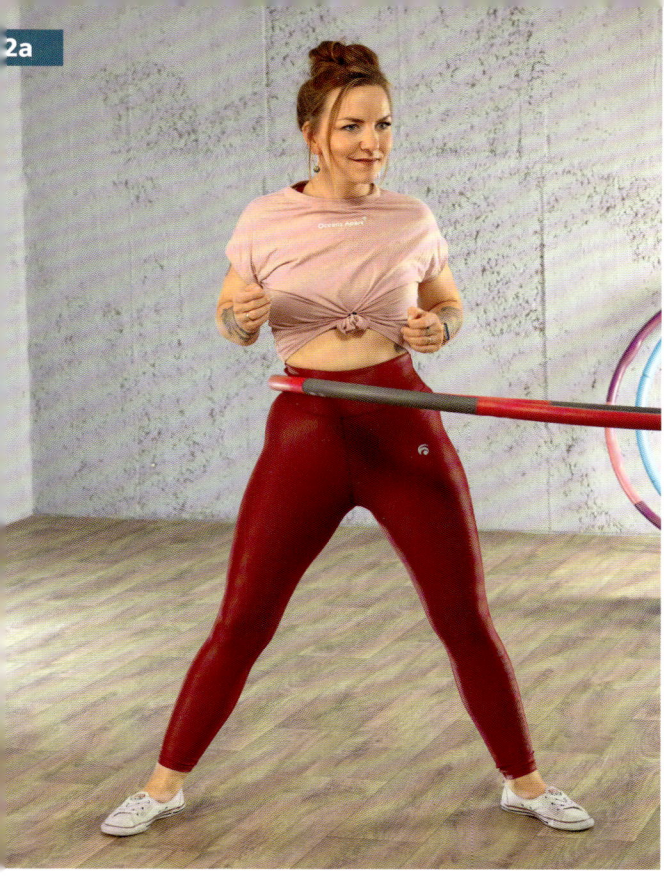

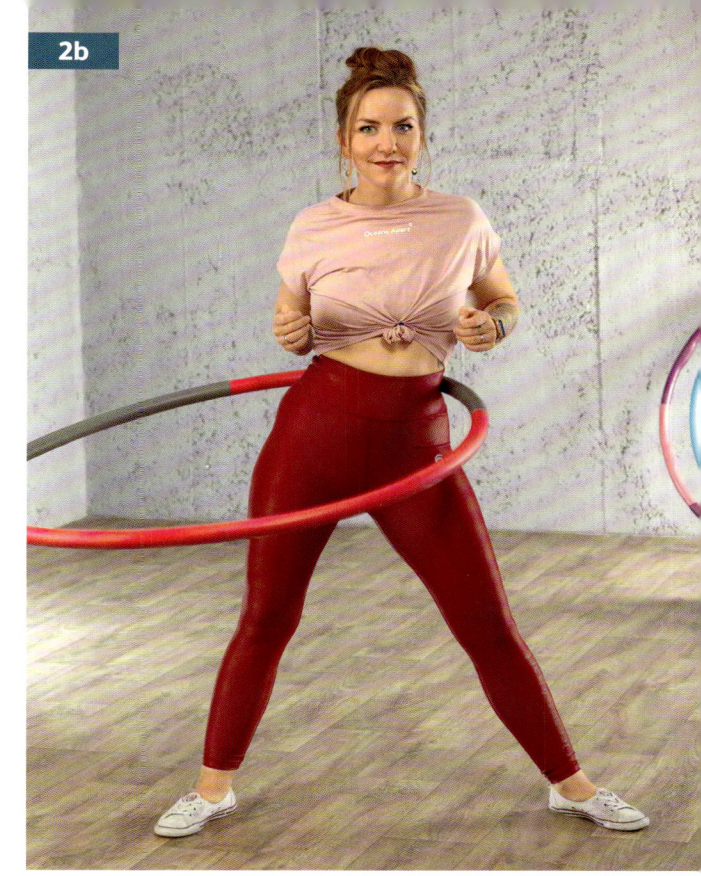

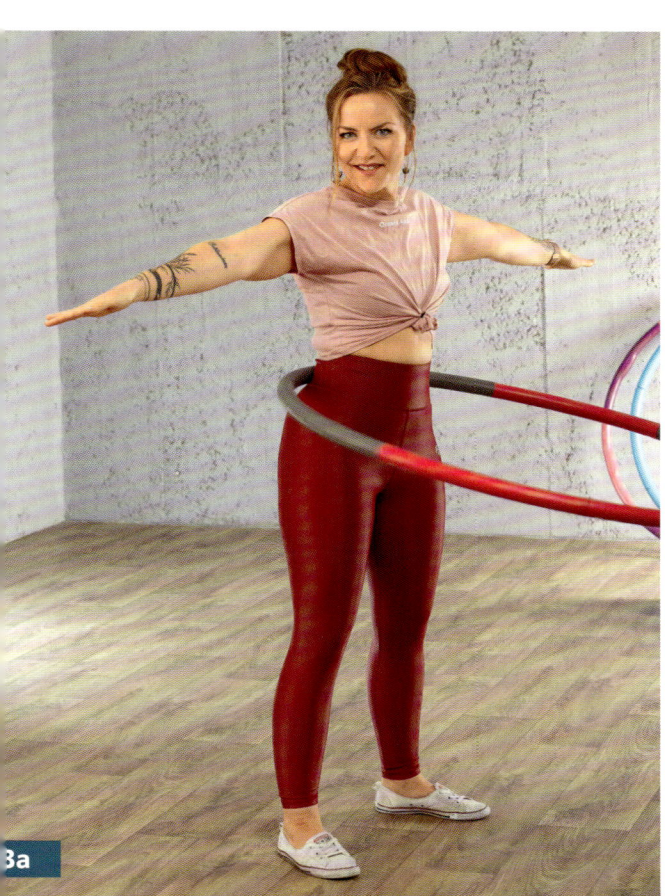

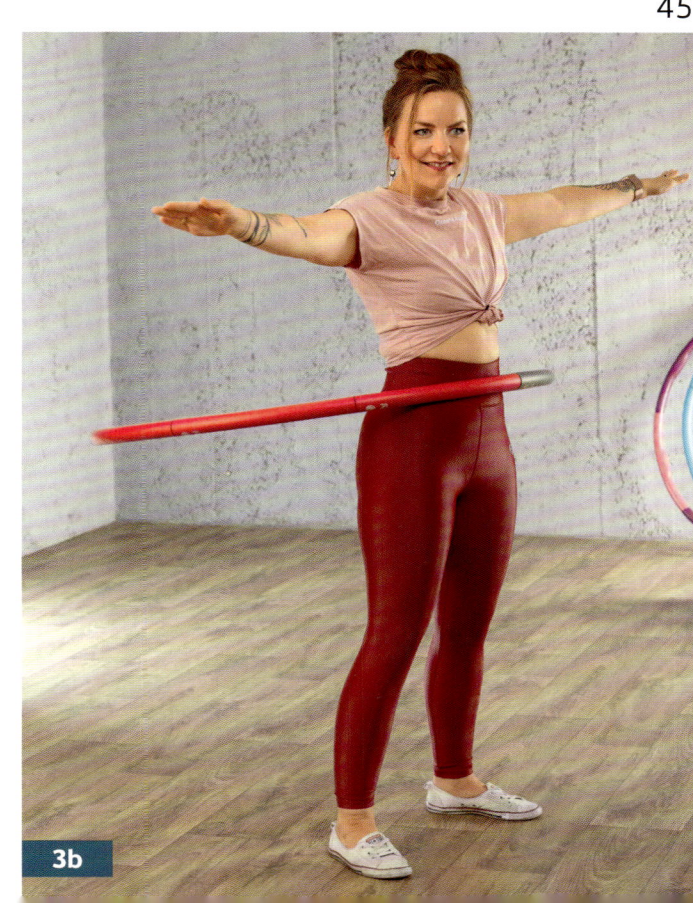

ÜBUNG 4

Strecke die Arme seitlich nach außen. Die Schultern bleiben tief. Nun öffne und schließe deine Arme vor dem Körper.
Wiederhole die Übung mindestens fünfzehnmal, mache dann circa eine Minute Pause und wiederhole das Ganze mindestens ein weiteres Mal.

Achte bei allen Übungen auf eine aufrechte Körperhaltung. Und spanne immer wieder bewusst den Bauch und den Beckenboden an.

„Hula Hoop kurbelt die Fettverbrennung an und verbessert die Statur und Haltung."

46

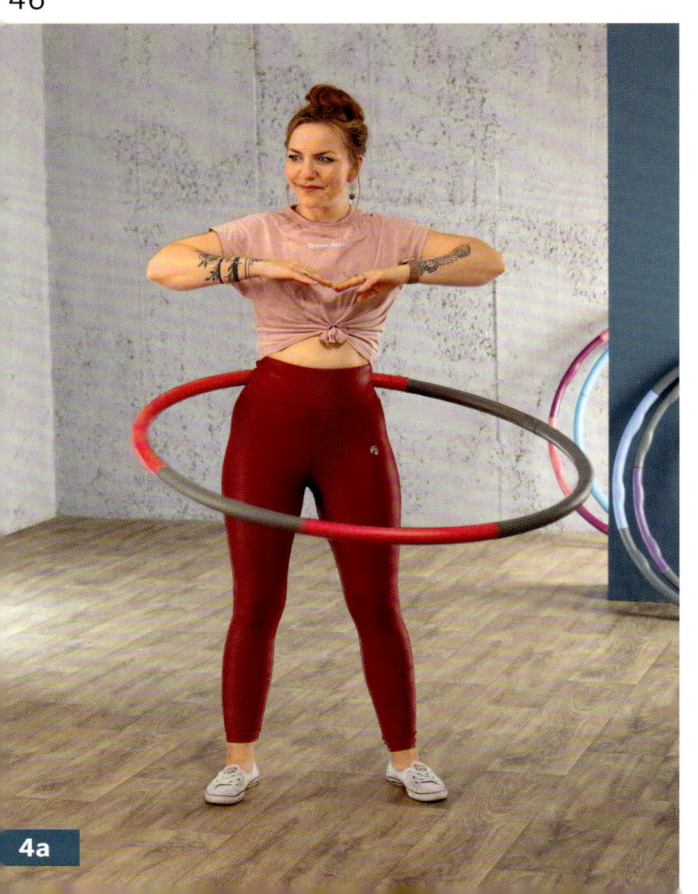

4a

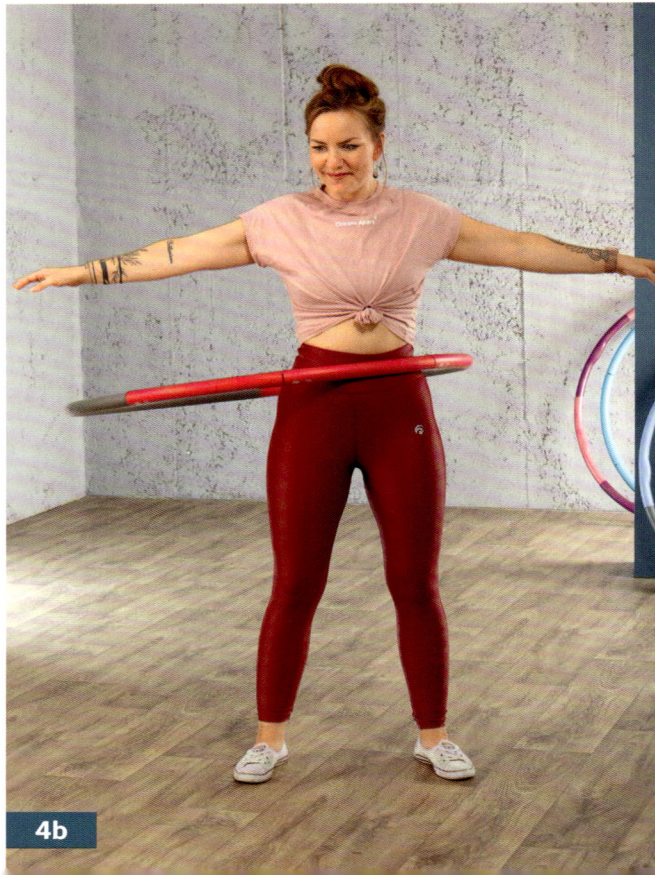

4b

ÜBUNG 5

Lege deine Hände auf Brusthöhe aneinander, sodass die Unterarme waagerecht sind und die Ellenbogen nach außen zeigen.

Drücke nun deine Handflächen fest aneinander, strecke deine Arme mit den geschlossenen, zusammengedrückten Handflächen nach oben und führe sie wieder auf Brusthöhe.

Achte darauf, dass der Druck der Handflächen nicht nachlässt. Das sieht einfach aus, kann aber ganz schön anstrengend sein!

Lasse dir Zeit bei diesen ersten Hullerübungen. Das muss nicht sofort klappen. Manchen fällt es total leicht, zusätzliche Übungen zu machen, andere wiederum können sich erstmal lange nur auf das Kreisen an sich konzentrieren. Und das ist auch vollkommen OK so. Irgendwann wird die Zeit kommen, da schaffst du es auch!

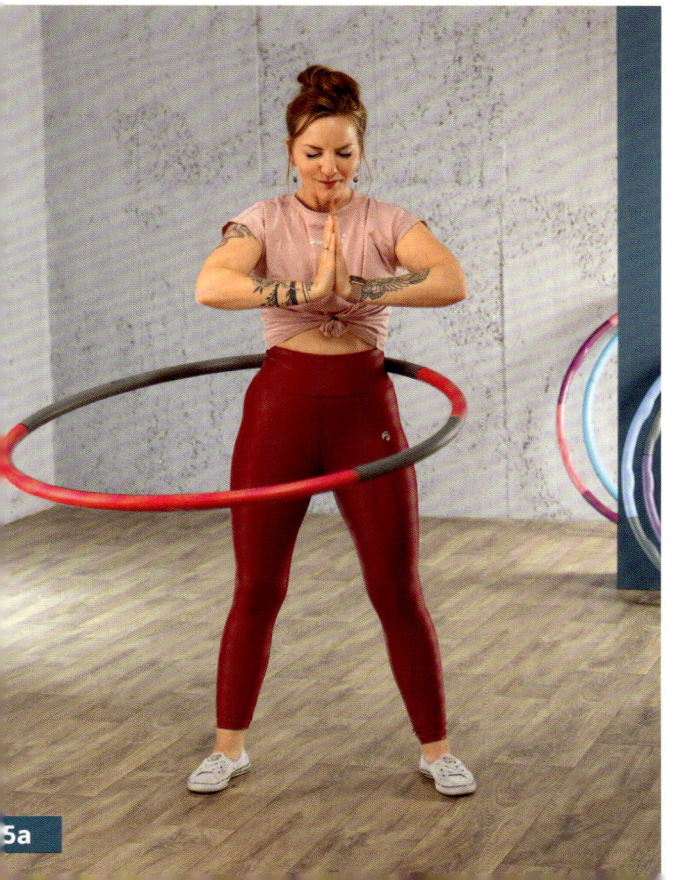

5a

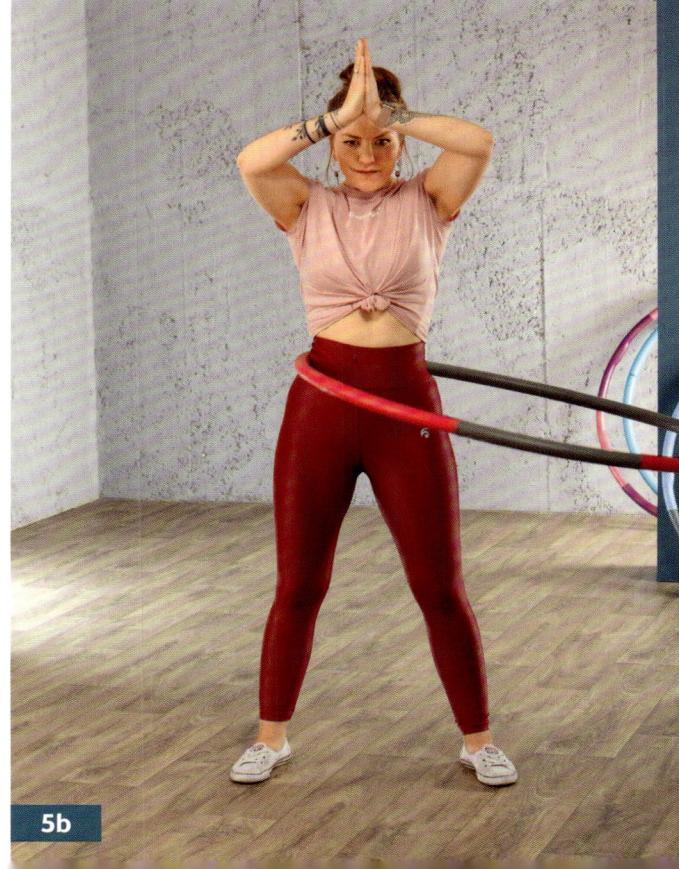

5b

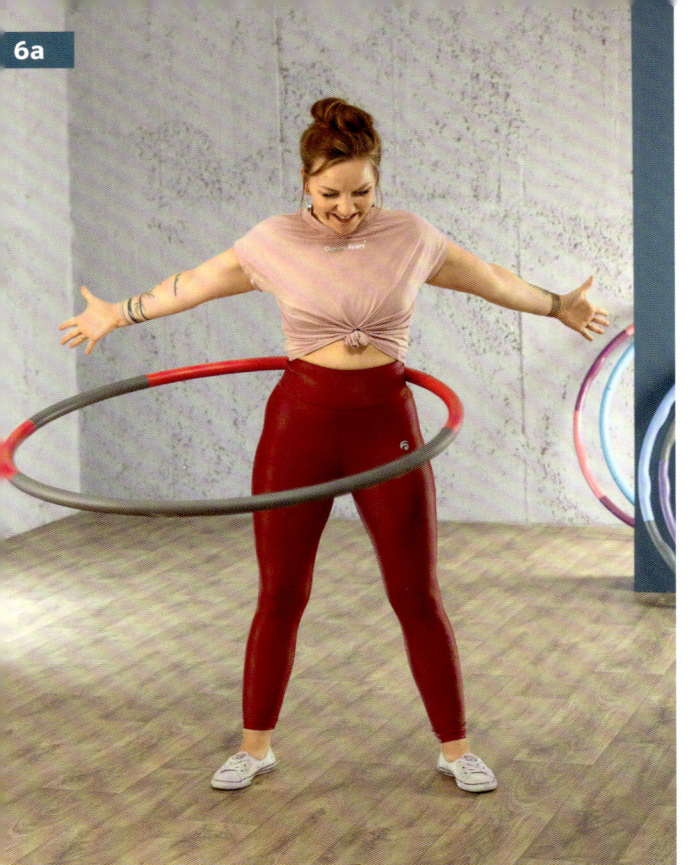

6a

ÜBUNG 6

Strecke die Hände nach außen. Drehe deine Handflächen nach vorne. Nun wedle mit den Armen kraftvoll und mit viel Druck nach vorne und hinten. Achte dabei darauf, dass deine Schultern tief bleiben.

Ziehe die Schulterblätter weit zusammen, wenn die Arme hinten sind. Das ist eine super gute Übung für deine Brustmuskulatur und sowohl für Männer als für Frauen gut geeignet. Wiederhole die Übung mindestens 30 Sekunden lang, pausiere für 30 Sekunden und wedle danach erneut mit den Armen nach vorne und hinten. Auf diese Weise absolvierst du insgesamt drei Durchgänge.

48

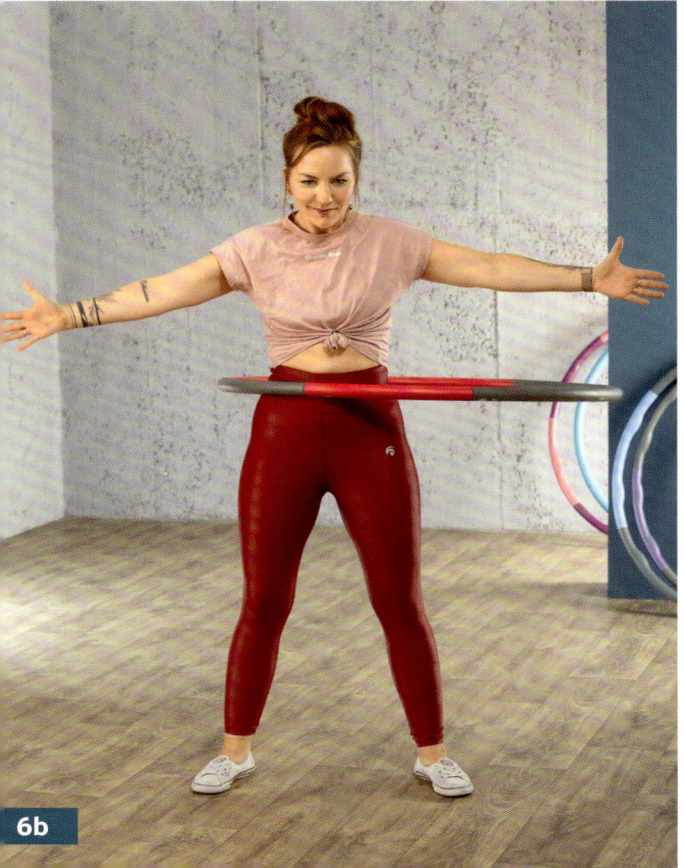

6b

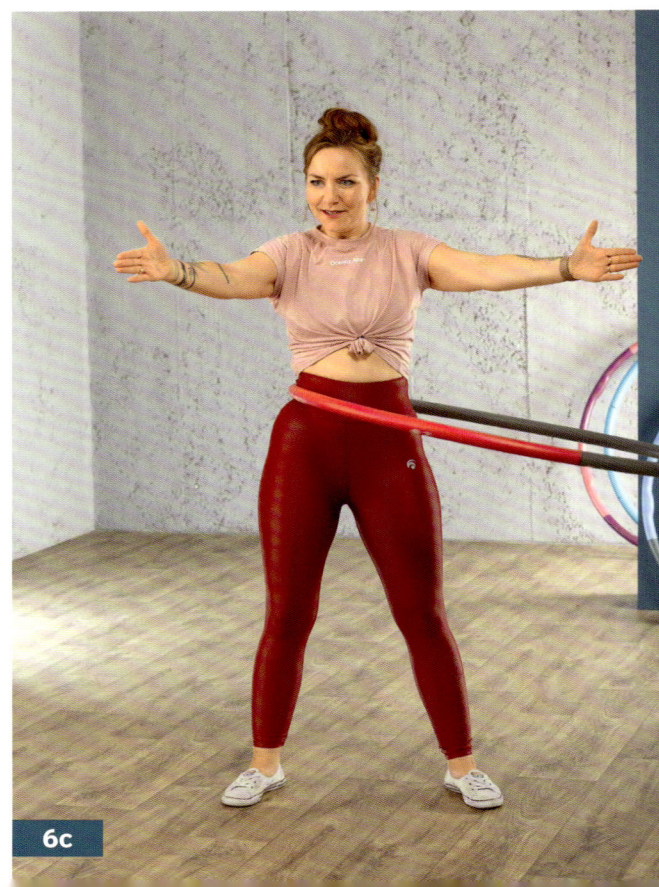

6c

ÜBUNG 7

Drehe deine Handflächen bei weit geöffneten Armen nach oben. Wedle mit den Armen dann mit Schwung und Druck in rascher Folge fünfzehnmal nach oben und unten. Wiederhole die Übung in drei Durchgängen.

„Hula Hoop schult dein Rhythmusgefühl."

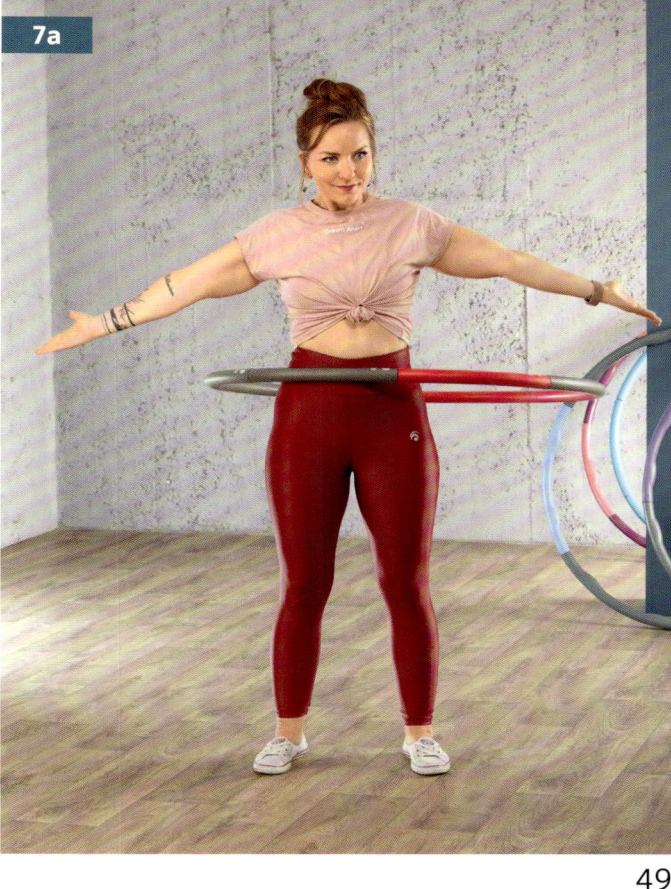

7a

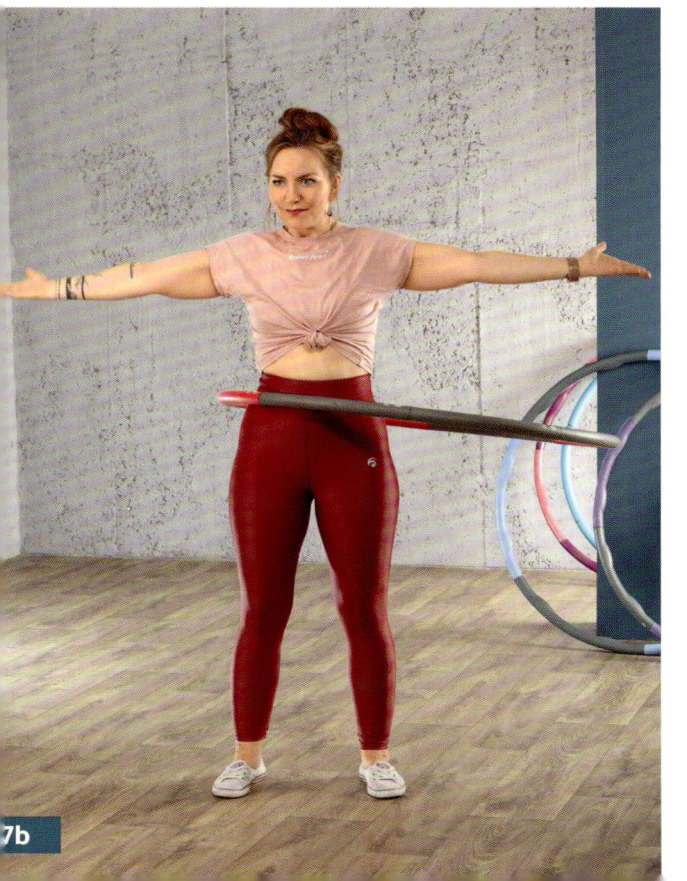

7b

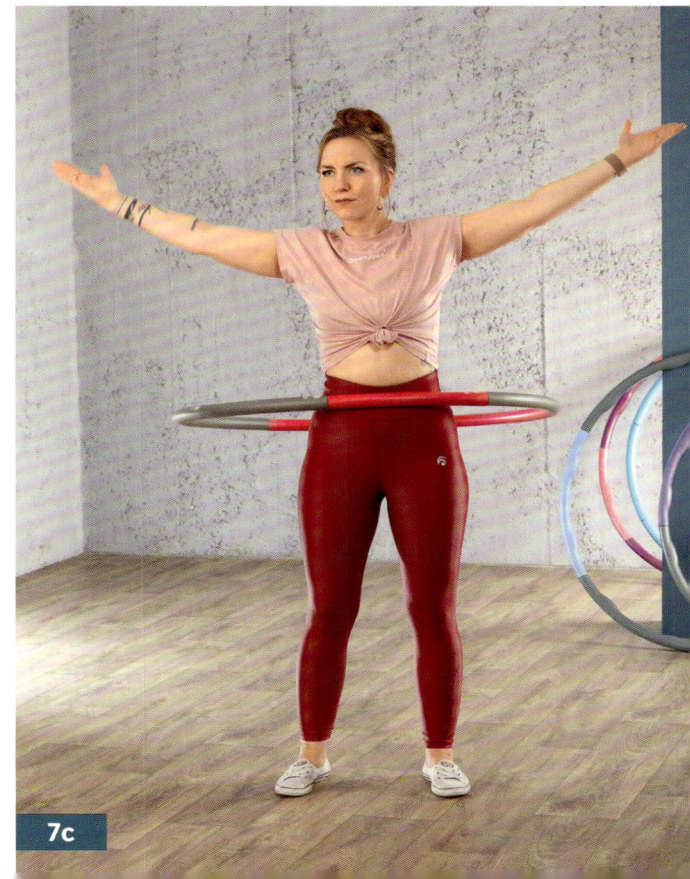

7c

ÜBUNG 8

Stelle dich aufrecht hin und mache nun mit den Armen Schwimmbewegungen nach oben. Führe die Arme mit geschlossenen Handflächen so weit du kommst nach oben. Öffne deine Arme und führe sie lang gestreckt nach unten. Drehe hierbei deine Handflächen nach außen. Strecke dich bei dieser Übung so lang wie möglich nach oben und zu den Seiten. Achte dabei bewusst auf deine Atmung. Wenn du die geschlossenen Hände nach oben führst, atme tief ein. Gehen die Arme nach unten, atme aus. Wiederhole diese Übung mindestens viermal. Deine Beine bleiben während der ganzen Übungszeit in Hüftbreite auseinander und die Knie locker.

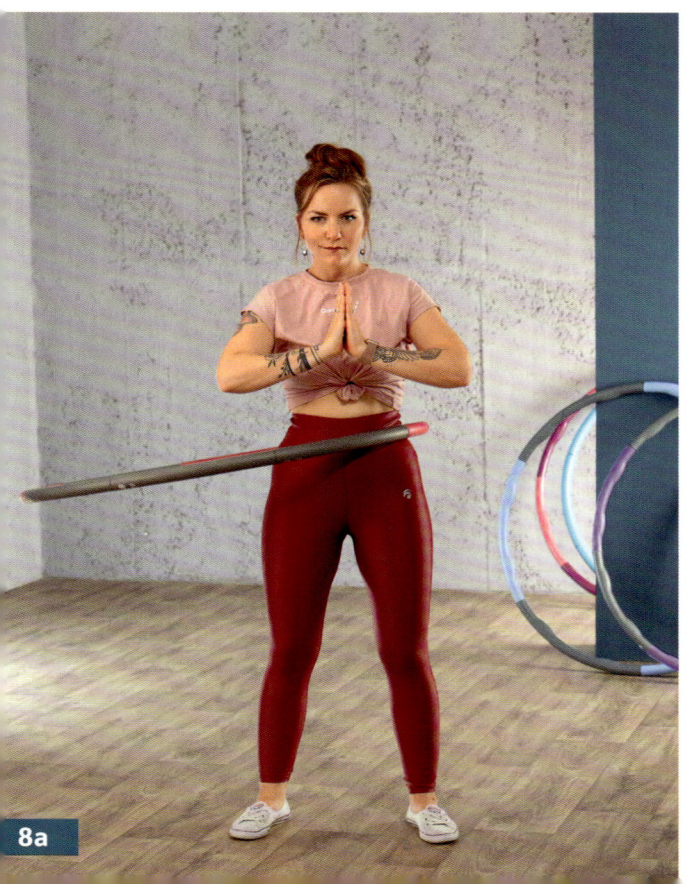

8a

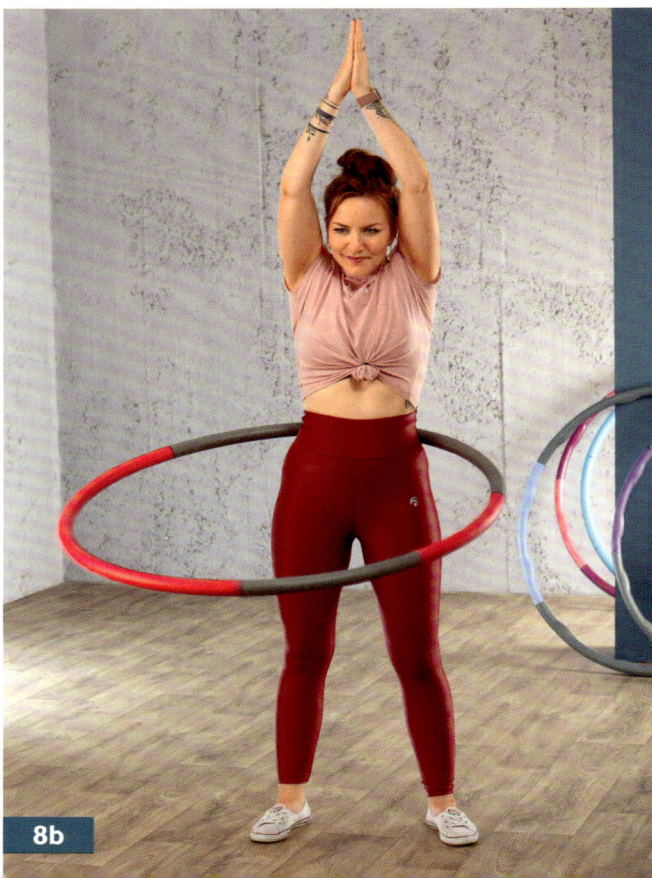

8b

Tipp: Mit entspannender Musik im Hintergrund kannst du diese Übung auch gut zum Ende hin machen, um dich schon mal ein bisschen zu dehnen und die Herzfrequenz zu verlangsamen.

„Hullern ist gut für den Geist und die Seele. Es fördert auch die Kreativität und somit deine Fantasie."

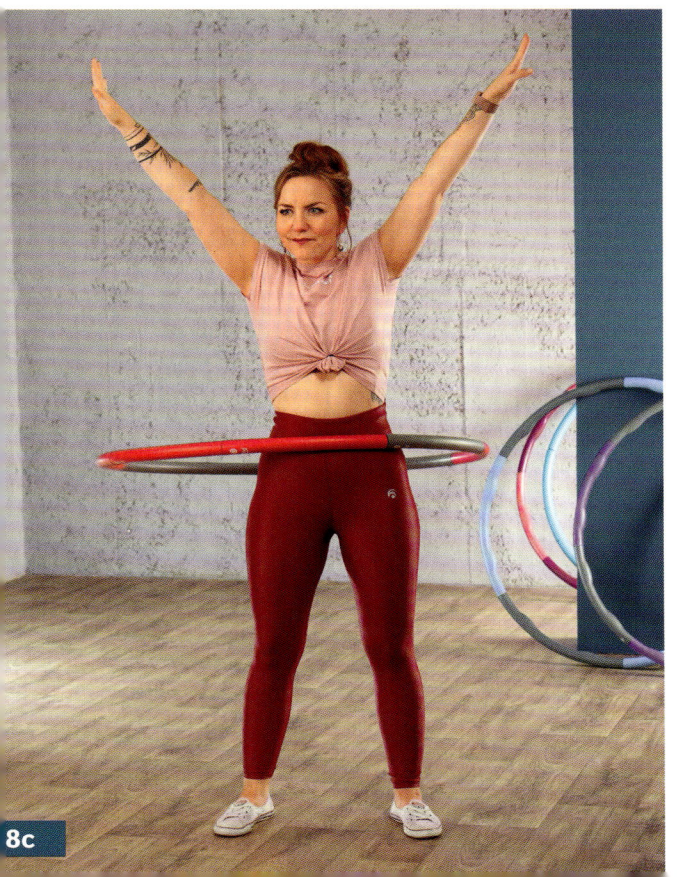

8c

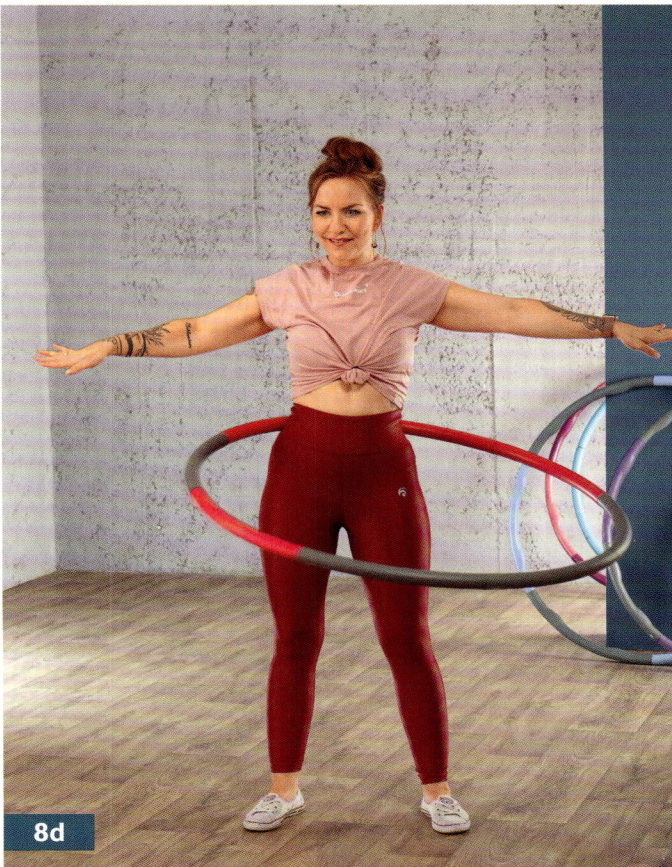

8d

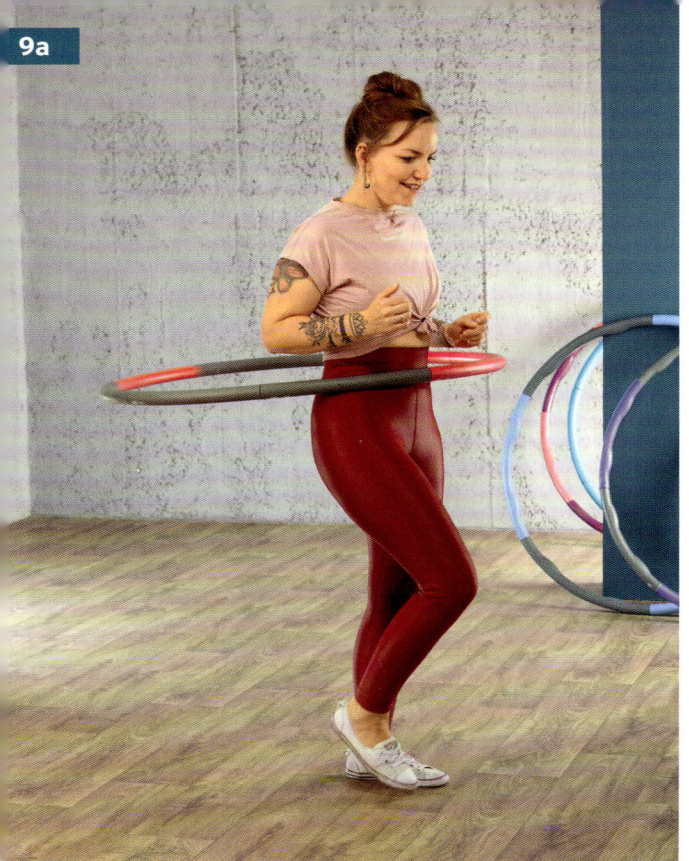

9a

ÜBUNG 9

Huller in einem normalen Tempo und marschiere dabei auf der Stelle. Mit der Höhe deiner Knie kannst du dabei wunderbar variieren.

Sobald du dich bewegst, hat dies Einfluss auf die Rotation des Reifens. Deshalb ist es anfangs ganz normal, dass der Reifen das ein oder andere Mal zu Boden fällt. Übung macht wie immer den Meister. Konzentriere dich auf die Spannung im Bauch, wenn du einen Fuß vom Boden hebst. Achte dabei auch auf eine aufrechte Körperhaltung. Die Schultern bleiben locker und die Schulterblätter ziehst du ein Stückchen zusammen. Der Kopf bleibt wie immer in der Verlängerung der Wirbelsäule.

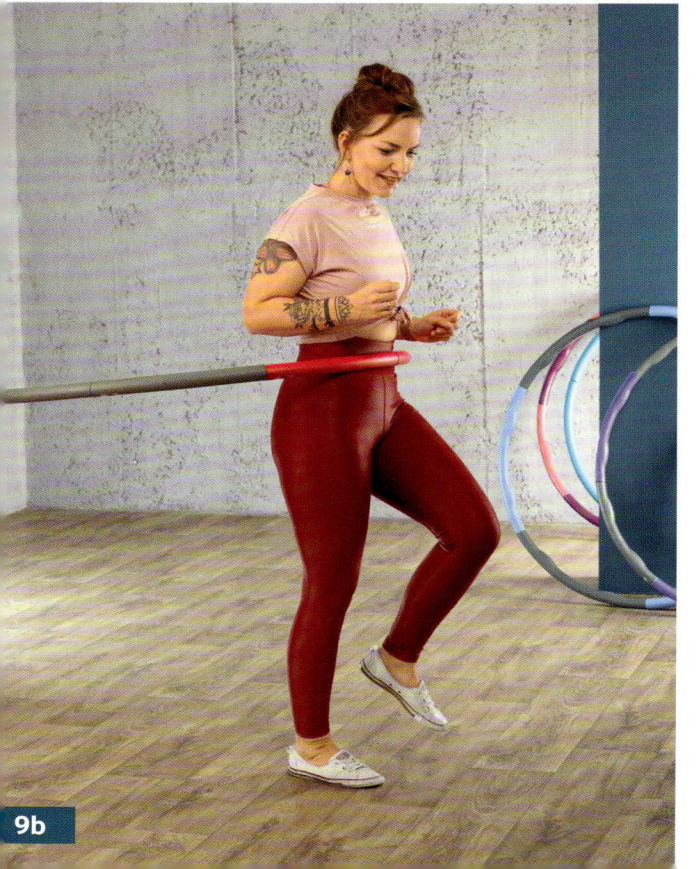

9b

Tipp: Du kannst alle Übungen auch machen, wenn du den Reifen auf der Hüfte kreisen lässt. Also unterhalb der Beckenknochen. Das bedarf aber auch einer Menge Übung. Und dabei kannst du die Knie nicht ganz so hoch ziehen. Kleine Minischritte reichen völlig aus.

ÜBUNG 10

Huller in deinem normalen Tempo und mache
große Schritte nach links und rechts zu den Seiten. Ziehe dabei den zweiten Fuß immer nach.
Mache also einen großen Schritt zur Seite, ziehe
den anderen Fuß nach und wiederhole alles zur
anderen Seite.

Probiere alle Übungen auch mal, während du
deine Arme lang nach oben streckst.

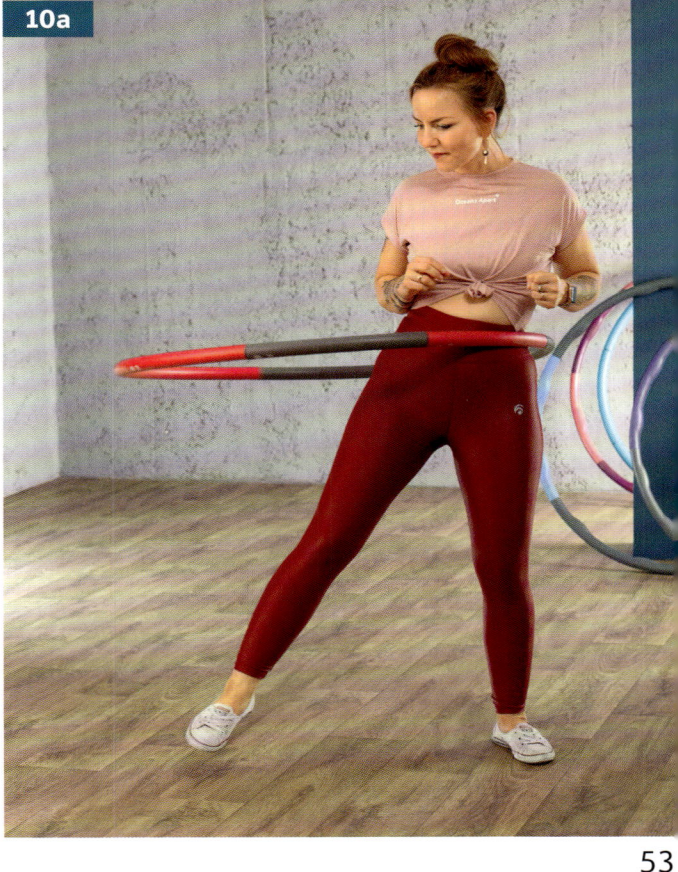

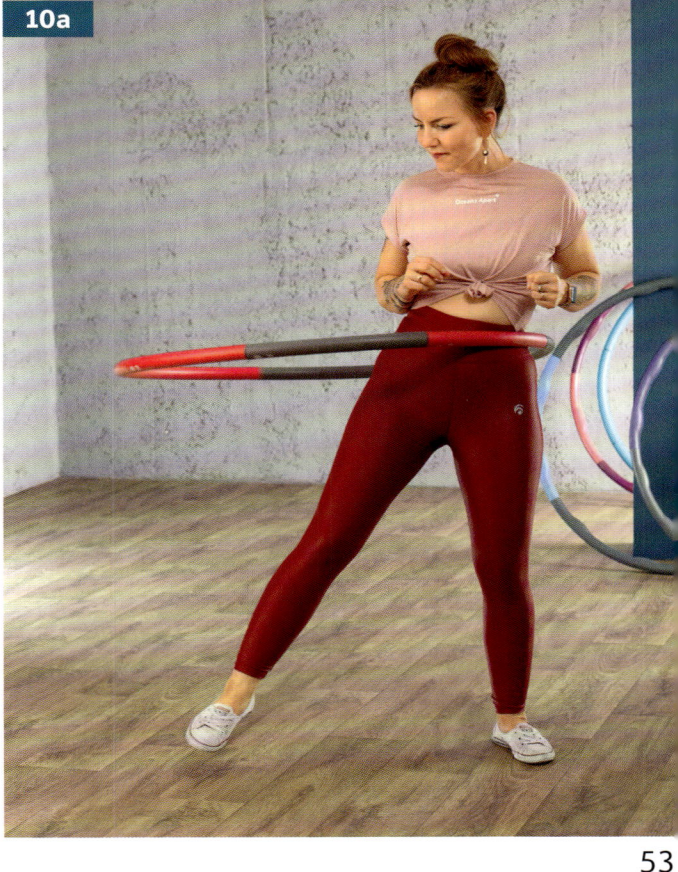

Wichtiger Tipp: Wenn dir Bewegungen beim
Kreisen schwer fallen, konzentriere dich auf
die Kontaktpunkte des Reifens. Das bedeutet:
Der Reifen berührt eigentlich nur an zwei
Stellen deinen Körper. Kreist dein Reifen nach
links, befinden sich die Kontaktpunkte an der
Hüfte vorne LINKS und hinten RECHTS. Kreist
dein Reifen nach rechts, ist es andersrum.
Also vorne RECHTS und hinten LINKS. Wenn
du den Reifen gezielt mit den Kontaktpunkten
steuerst, kannst du den Kraftaufwand redu-
zieren und dich mehr auf die koordinativen
Bewegungen des Körpers und vor allem der
Beine konzentrieren!

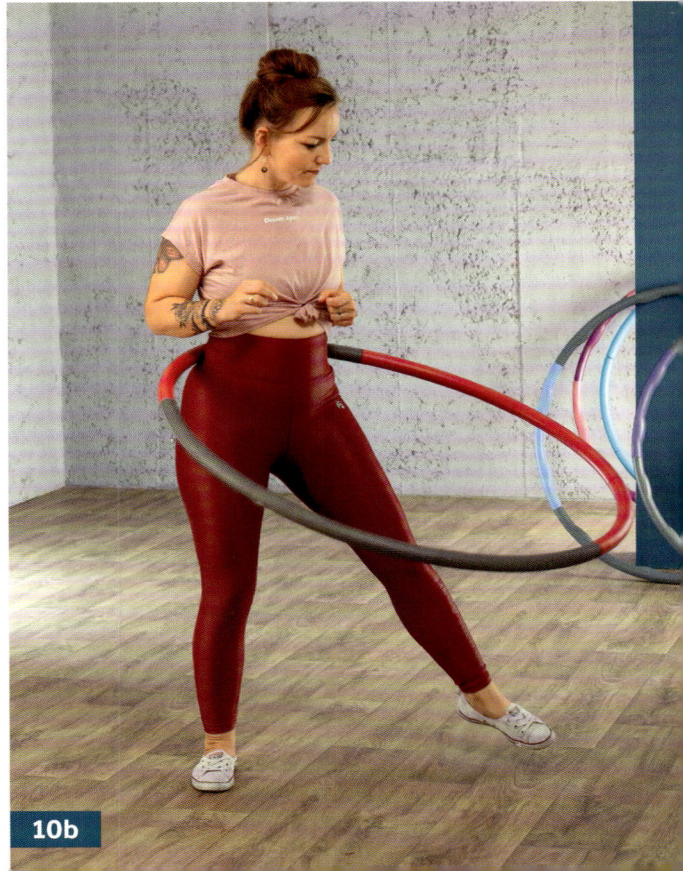

ÜBUNG 11

Tippe mit deinen Fußspitzen abwechselnd nach vorne. Auch hierbei ist es wichtig, auf die Spannung im Bauch zu achten.

Denke an die aufrechte Körperhaltung, und dass das Standbein im Knie locker bleibt.

Wenn du kleinere Übungen beim Hullern einbindest, sorgst du auch dafür, dass die Füße besser durchblutet werden. Wenn du beim Hullern lange auf einer Stelle stehen bleibst, kann es nämlich passieren, dass deine Füße dabei einschlafen. Das ist nicht weiter tragisch, aber nervig.

„Hula Hoop bietet auch ein super gutes Cardiotraining und verbessert gleichzeitig deinen Gleichgewichtssinn."

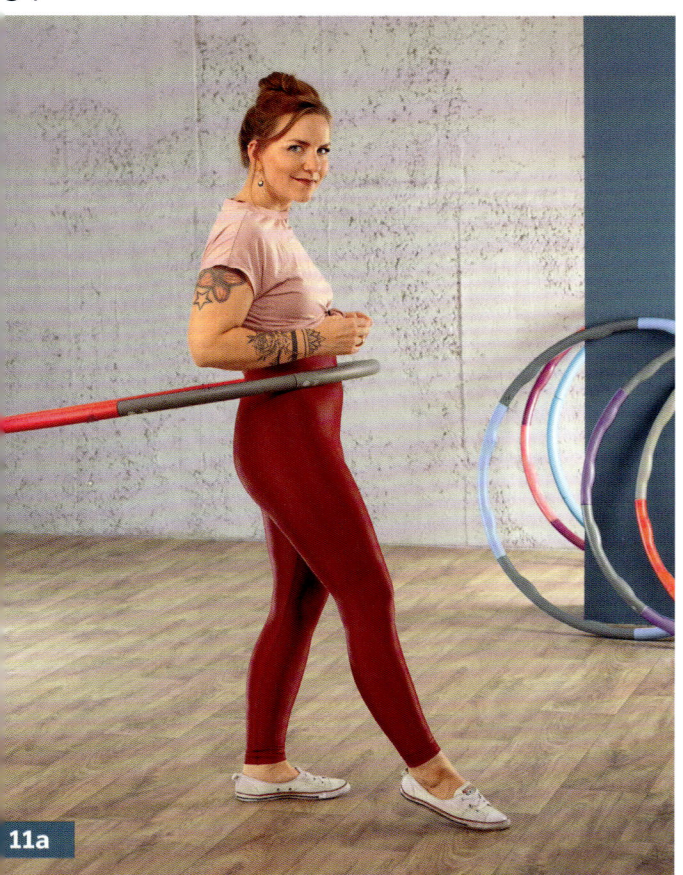

11a

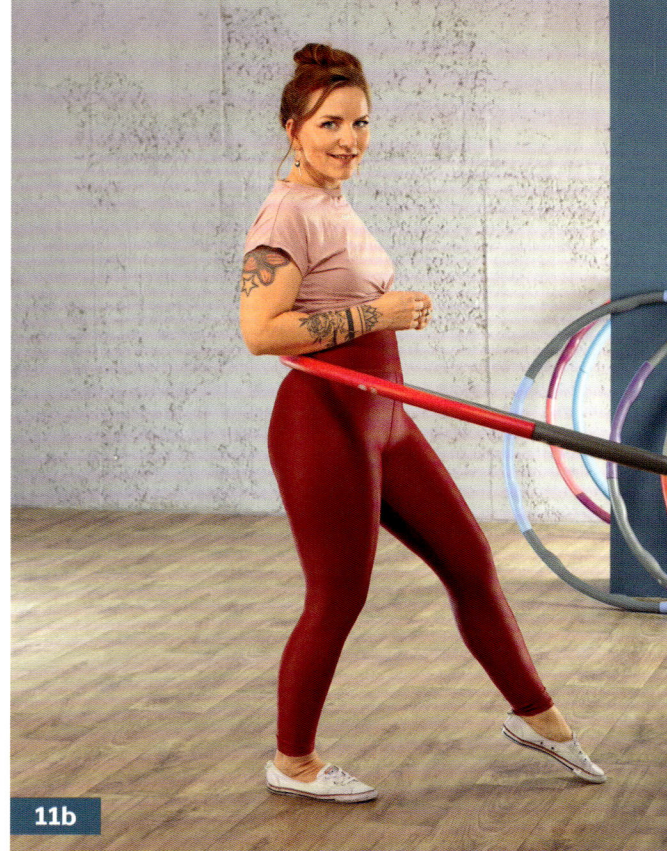

11b

ÜBUNG 12

Huller in einem für dich angenehmen Tempo und mache nun mit dem linken Fuß einen Schritt vor und zurück. Immer im Wechsel. Vor – zurück, vor – zurück. Mache danach das Gleiche mit dem rechten Bein. Vor – zurück, vor – zurück. Als Steigerung kannst du mit dem jeweils anderen Bein immer einen kleinen Zwischenschritt machen.

Tipp: Erstelle dir eine Playlist zum Hullern. Das garantiert doppelt gute Laune.

„Sobald ich anfange zu hullern, wird meine Laune von Runde zu Runde besser. Für mich also eine Wunderwaffe bei schlechter Laune."

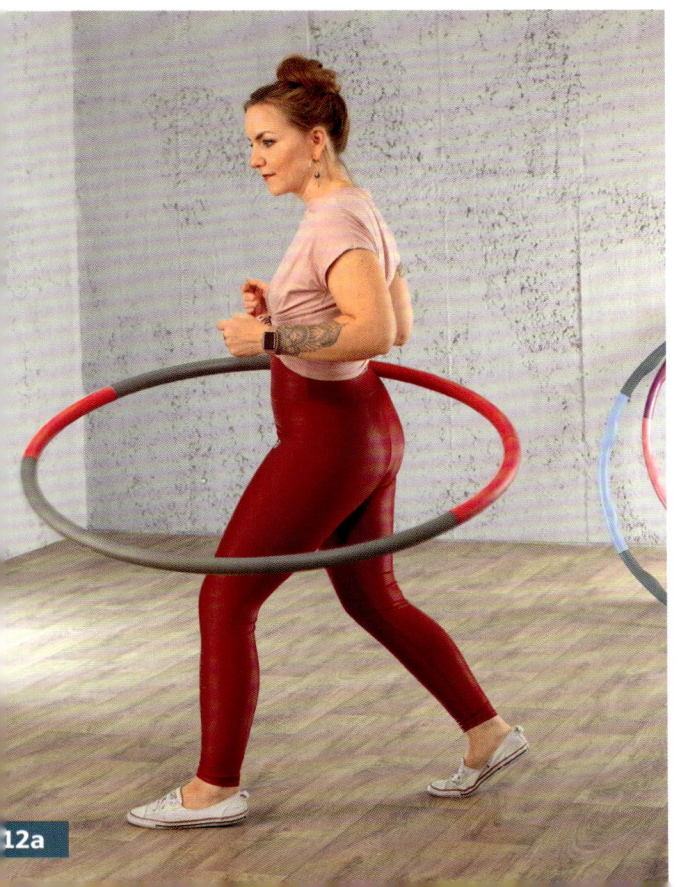

12a

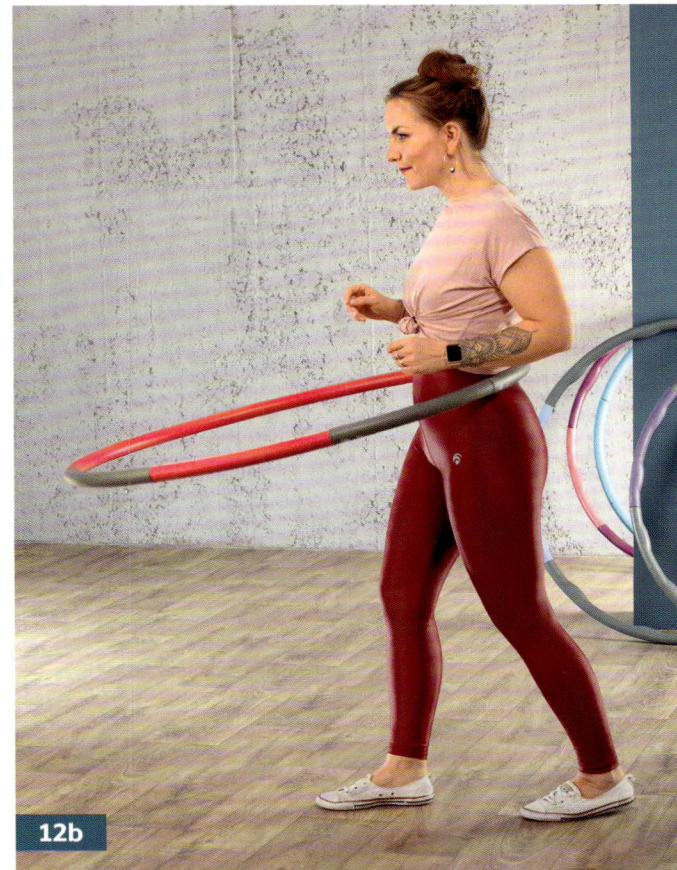

12b

ÜBUNG 13

Huller in einem für dich angenehmen Tempo. Mache einen großen Schritt zur Seite, gehe dann nach unten in die Squat-Position. Achte hierbei darauf, mit dem Po schön weit nach hinten zu gehen und den Rücken möglichst gerade zu lassen. Ziehe beim Hochkommen den Fuß zur anderen Seite heran. Immer im Wechsel. Schritt zur Seite – Squat – Fuß heranziehen. Und zurück. Spanne beim Hochkommen zusätzlich die Pomuskeln an.

Nimm dir für die Übung Zeit, damit der Reifen nicht fällt. Also mache einen großen Schritt zur Seite und kreise dann weiter, ohne dich zu bewegen, um den Reifen wieder bewusst steuern zu können. Verfahre genauso, wenn du nach unten gehst. Gehe dafür in die Squat-Position und kreise den Reifen in dieser Position ein paar Mal, bevor du dich wieder aufrichtest und den Fuß heranziehst.

Tipp: Alle Übungen in diesem Buch kannst du machen, während du den Reifen rechtsrum und auch linksrum kreist. Du wirst sehen, in deine „gute" Richtung fällt es dir meist wesentlich leichter.

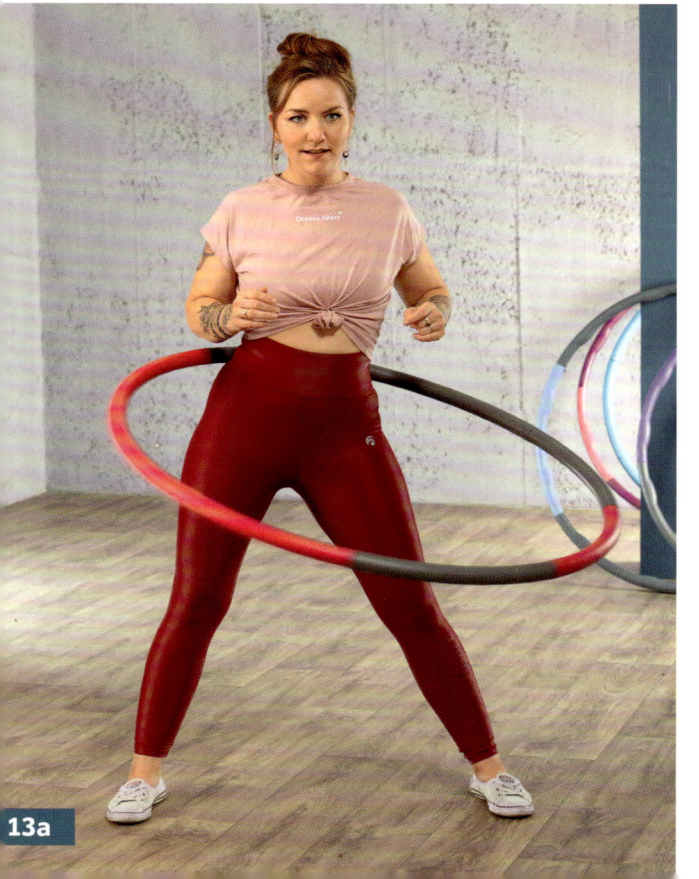

13a

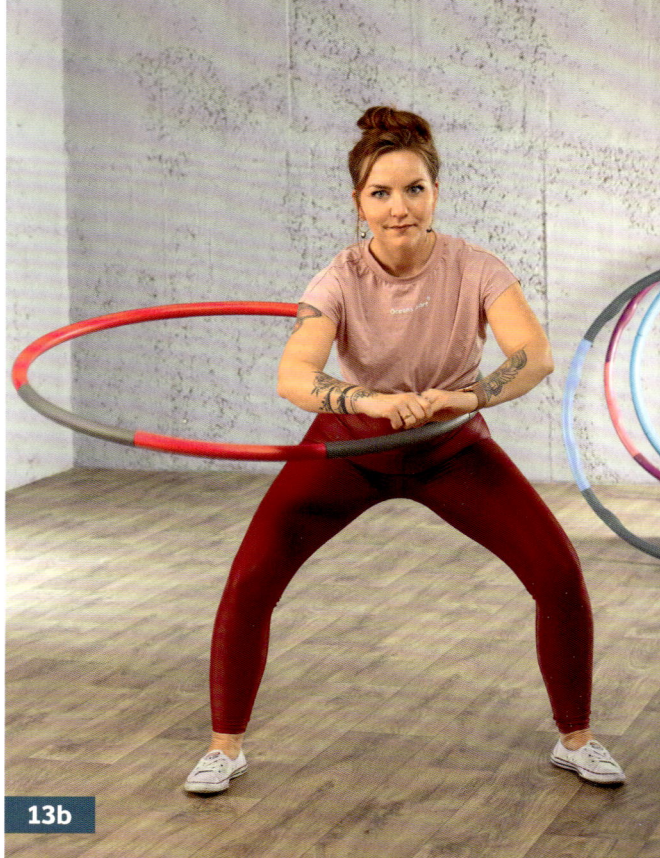

13b

Sollte der Reifen dabei runterfallen, mache dir nichts daraus. Das passiert jedem einmal. Mit ein wenig Übung wirst auch du es schaffen. Hullern soll dir Spaß machen und keinen Druck zusätzlich aufbauen! Deshalb übe solche Bewegungsabläufe auch erst, wenn du im Kreisen sehr sicher bist.

„Am Anfang war ich froh, wenn der Reifen überhaupt für fünf Runden oben geblieben ist, und es war undenkbar für mich, dass ich mich dabei auch noch bewege! Und dies beweist: Jeder kann es schaffen!"

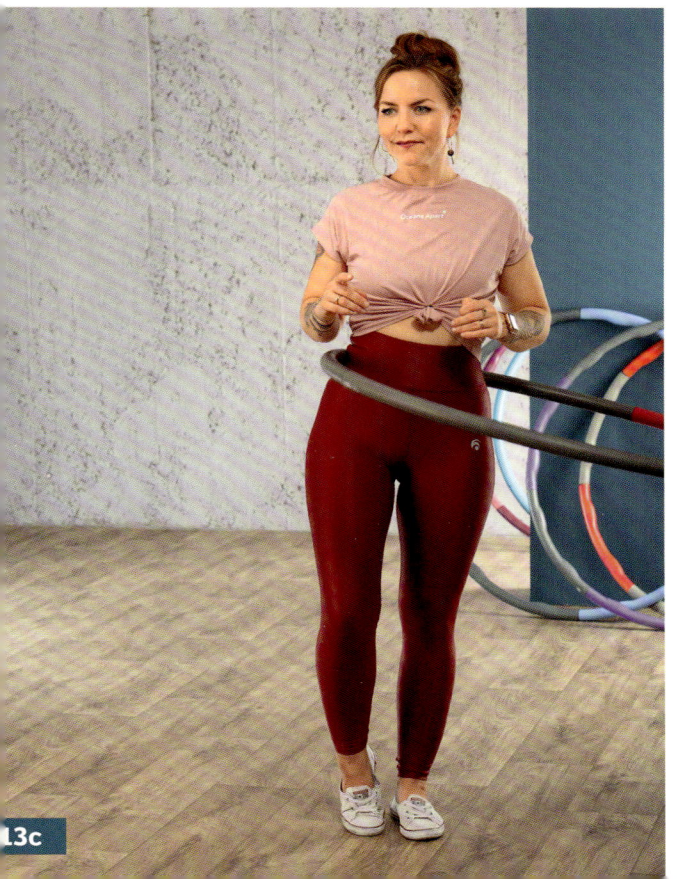

13c

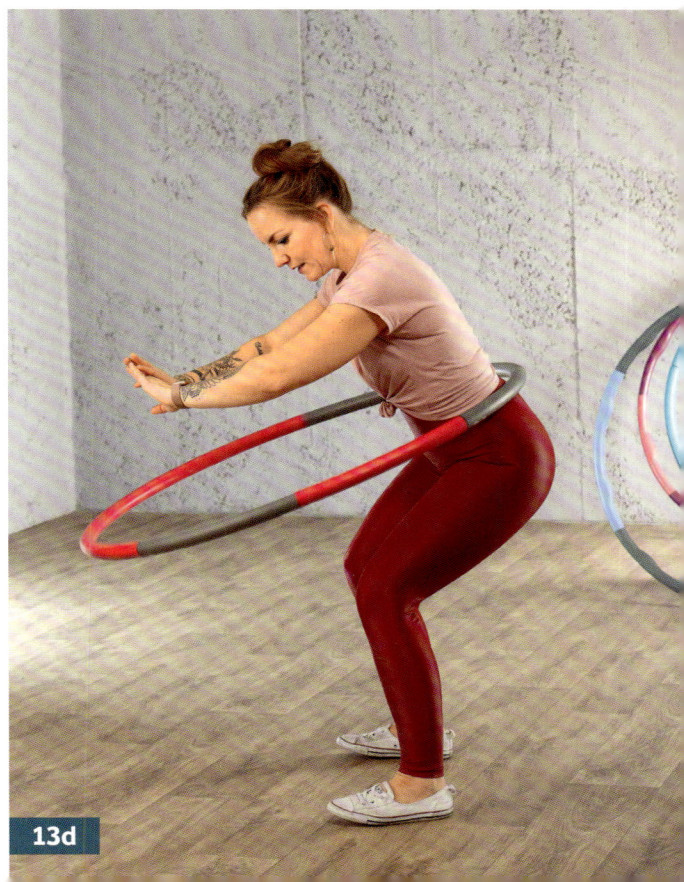

13d

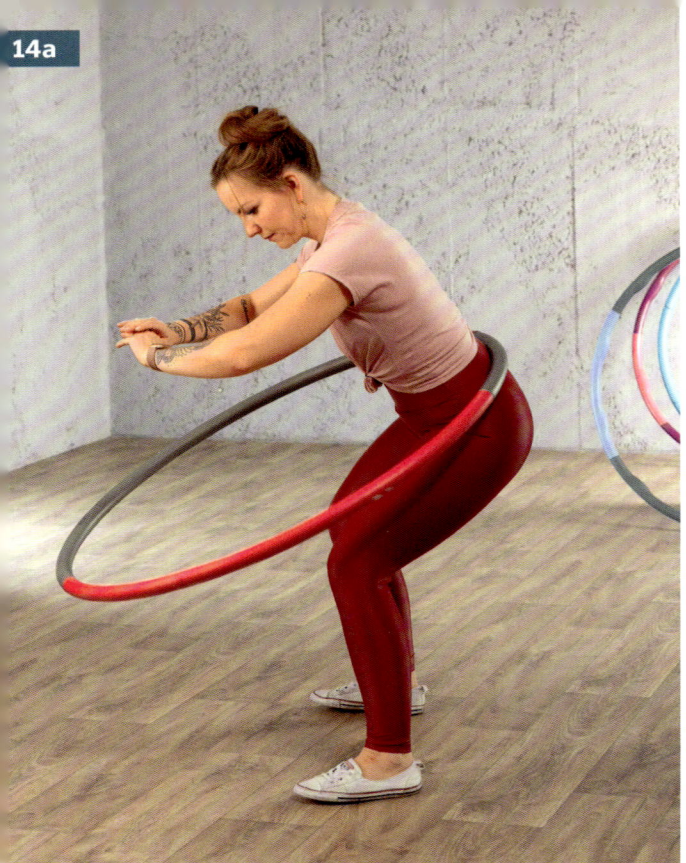

14a

ÜBUNG 14

Gehe in die Squat-Position und halte diese Stellung 45 Sekunden bis eine Minute. Achte darauf, dass deine Knie nicht vor die Zehenspitzen kommen.

Gehe mit dem Po nur soweit nach unten, wie es sich für dich angenehm anfühlt. Darin kannst du dich mit der Zeit super gut steigern. Führe die Übung lieber klein und sauber aus, anstatt es zu übertreiben und etwas falsch zu machen. Atme hierbei bewusst tief ein und aus.

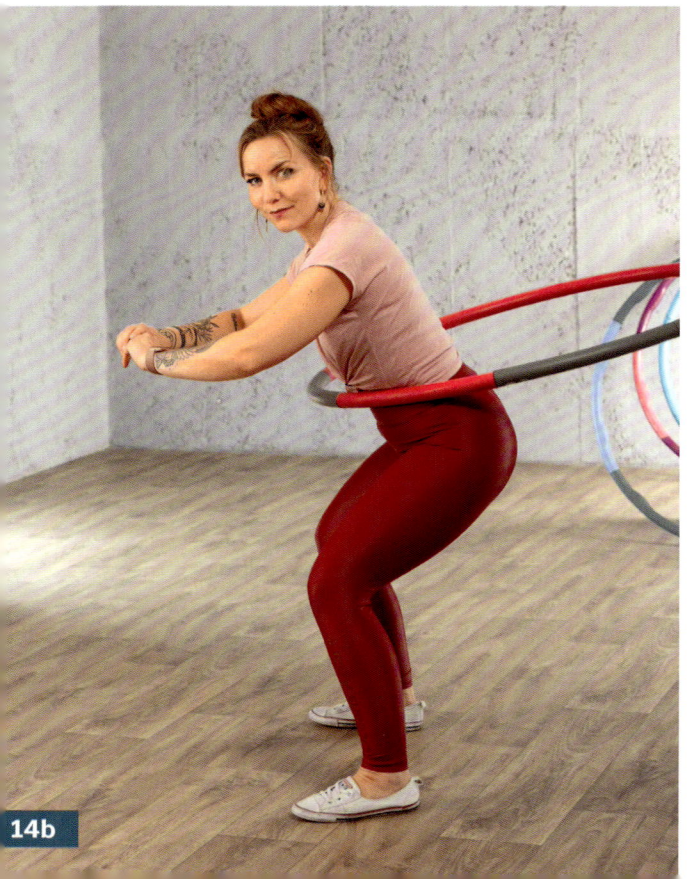

14b

Squat ist übrigens einfach das englische Wort für Kniebeuge. Klingt nur irgendwie cooler.

ÜBUNG 15

Verlagere dein Gewicht auf ein Bein. Wenn du es schaffst, nimm das andere Bein hoch, sodass du auf einem Bein stehst.

Um die Balance besser zu halten, kannst du die Arme auch lang zu den Seiten strecken. Um die Schwierigkeit zu steigern, kannst du die Arme lang nach oben strecken.

Fixiere mit deinem Blick einen festen Punkt vor dir, damit es einfacher ist, das Gleichgewicht zu halten.

Um die Schwierigkeit ein weiteres Mal zu steigern, kannst du das Gewicht des Standbeins auf die Zehenspitzen verlagern und die Ferse vom Boden etwas anheben.

Versuche es auch mal, während du auf der Hüfte kreist.

„Es ist so viel mehr als nur ein Reifen. Mit ihm schaffst du ein ganzheitliches Training für den gesamten Körper und kannst bei den Übungen immer wieder variieren, um dein Training abwechslungsreich zu gestalten."

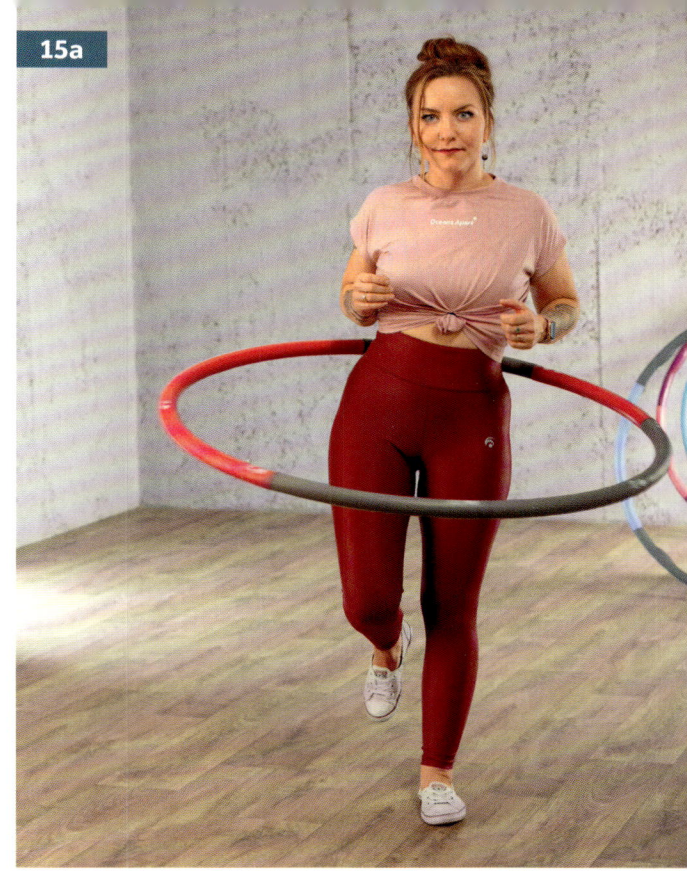

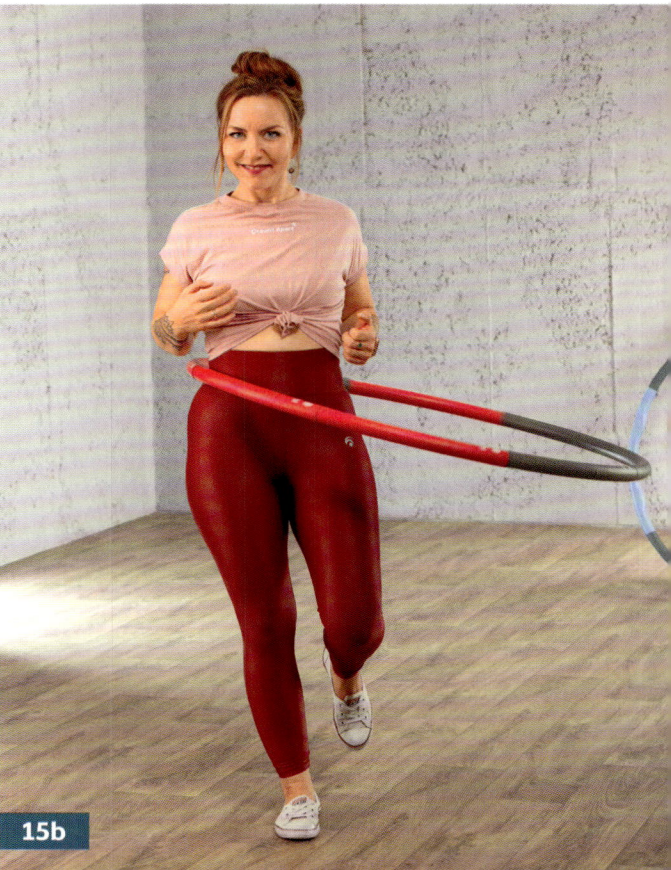

COOL DOWN

Mache alle Cool Down-Übungen in deinem ganz eigenen Tempo.

Du musst dich nicht nach jedem Hullern dehnen. Aber oft tut es gut, den Körper zu recken und zu strecken und sich mal voll und ganz auf die Atmung zu konzentrieren!

In der Cool Down-Phase wird die Belastungsintensität reduziert, damit sich deine Herzfrequenz verlangsamen kann. Es ist also eine aktive Erholungsphase für den Körper.

Tipp: Oft hilft beruhigende Musik, um die Entspannung zu unterstützen.

ÜBUNG 1

Strecke beim Hullern beide Arme so weit nach vorne wie du kannst. Mache dabei einen krummen Rücken. Atme ganz tief ein. Beim Ausatmen ziehst du die Arme über die Seite nach hinten. Deine Schulterblätter gehen schön zusammen. Strecke deinen Brustkorb nach vorne. Der Kopf bleibt die Verlängerung der Wirbelsäule. Wiederhole diese Übung ein paar Mal.

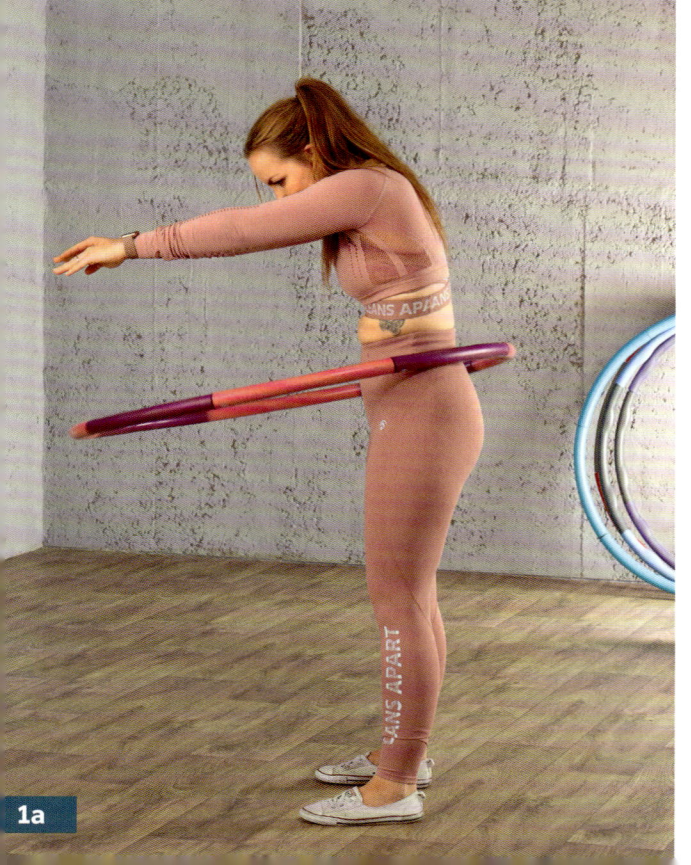

1a

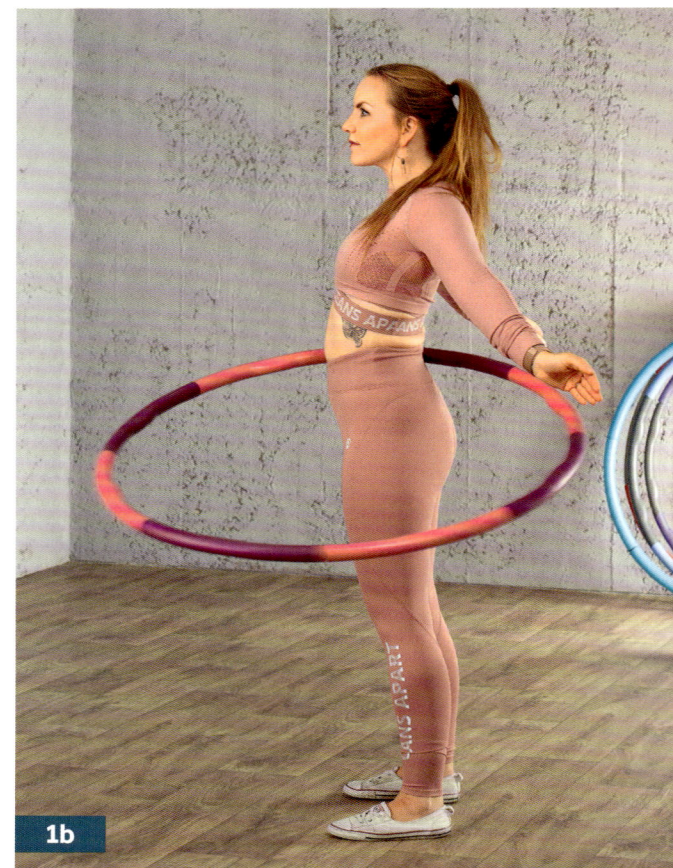

1b

ÜBUNG 2

Jetzt dehnst du beim Hullern die Arme. Lege dafür einen Arm locker quer vor deinen Körper. Der Daumen zeigt nach oben und deine Schulter bleibt tief. Drücke dann mit der anderen Hand ein wenig nach.

Halte diese Position für mindestens 15 Sekunden und atme dabei bewusst tief ein und aus. Wiederhole die Übung zur anderen Seite.

ÜBUNG 3

Strecke einen Arm lang noch oben, beuge den Ellenbogen und führe die Hand Richtung Rücken. Lege deine Handfläche hinten zwischen die Schulterblätter. Dein Kopf bleibt gerade. Mit der anderen Hand drücke jetzt am Ellenbogen etwas nach, damit deine Hand ein Stückchen weiter nach unten kommt. Wiederhole die Übung mit dem anderen Arm.

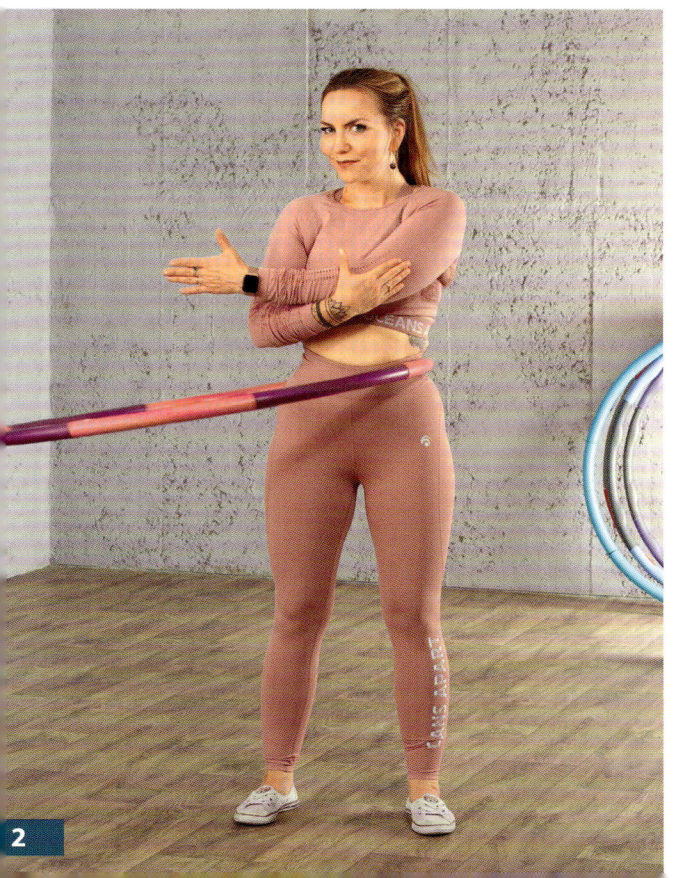

2

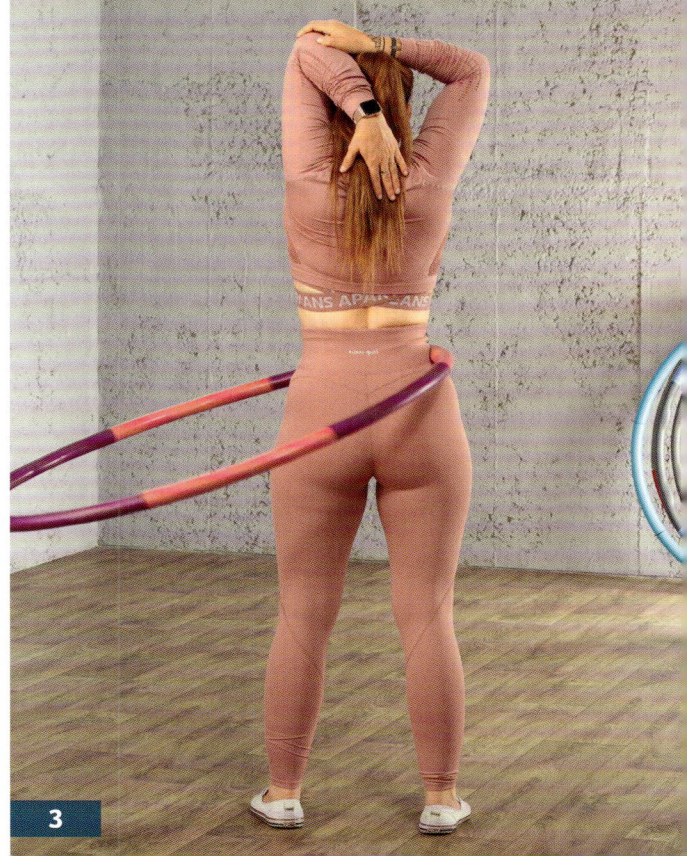

3

ÜBUNG 4

Dehne nun auch deine Beine. Stelle hierfür den Reifen neben dich zum Stabilisieren: Beuge dein Knie und ziehe den Unterschenkel nach hinten und oben. Versuche, dabei deine Oberschenkel parallel zu halten. Dein Knöchel bleibt frei. Greife dafür mit deiner Hand die Wade oberhalb des Knöchels. Wenn du mehr Dehnung möchtest, kannst du den Fuß nach hinten ziehen. Wichtig: Kippe nicht das Becken.

„Hula Hoop stärkt die neurologischen Bahnen."

ÜBUNG 5

Lege den Reifen hinten auf die Schultern. Strecke den Reifen wie abgebildet weit nach hinten. Schiebe deinen Brustkorb nach vorne. Dein Kopf bleibt die Verlängerung der Wirbelsäule. Atme tief ein und wieder aus und führe beim Ausatmen den Reifen wieder zurück auf deine Schultern. Wiederhole diese Übung viermal.

ÜBUNG 6

Setze den Reifen auf dem Rücken etwas höher über dem Po an und drehe deinen Oberkörper wie abgebildet zur Seite. Atme tief ein und gehe dann mit dem Reifen nach unten zum Fuß. Bleibe unten und führe den Reifen über deine Körpermitte zum anderen Fuß und atme dabei tief aus. Richte dich wieder auf und atme tief ein für eine nächste Runde. Wiederhole diese Übung noch viermal.

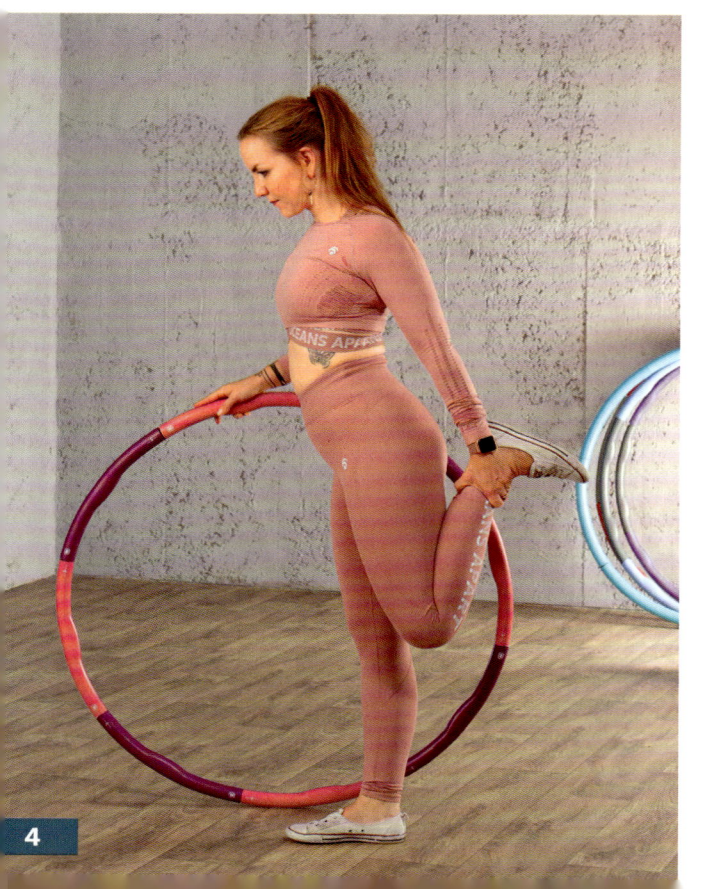

4

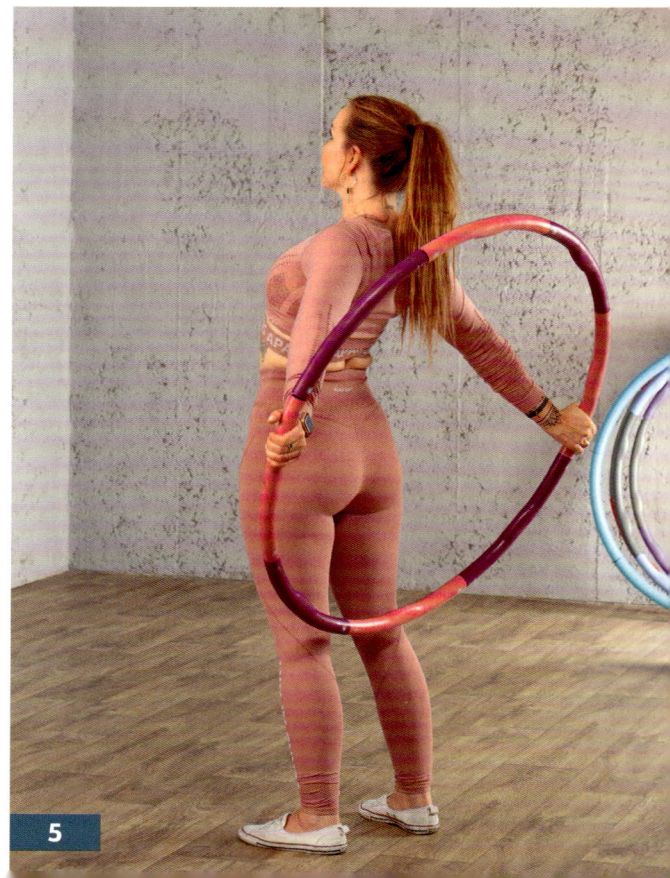

5

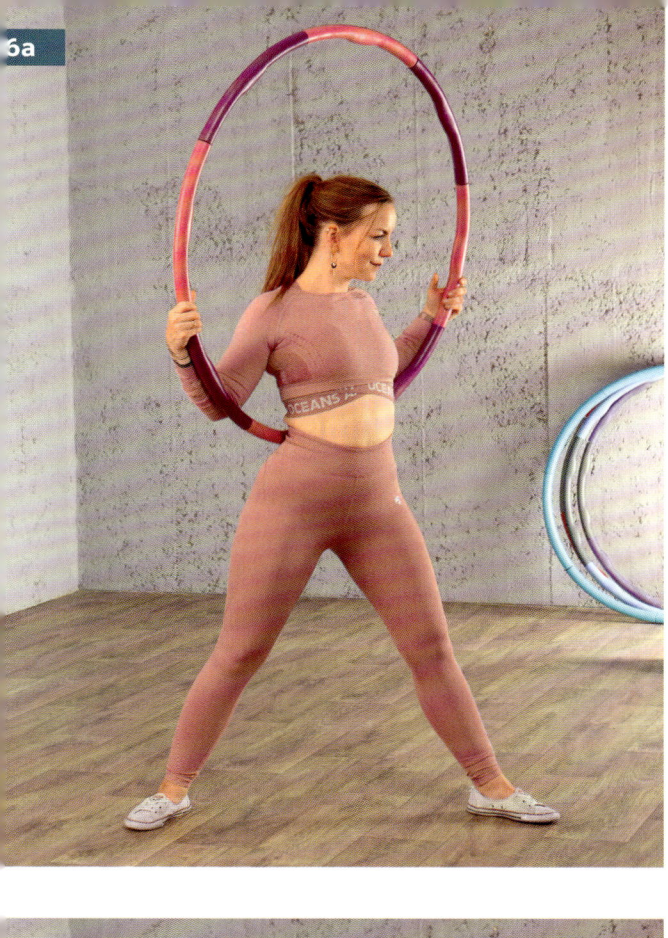

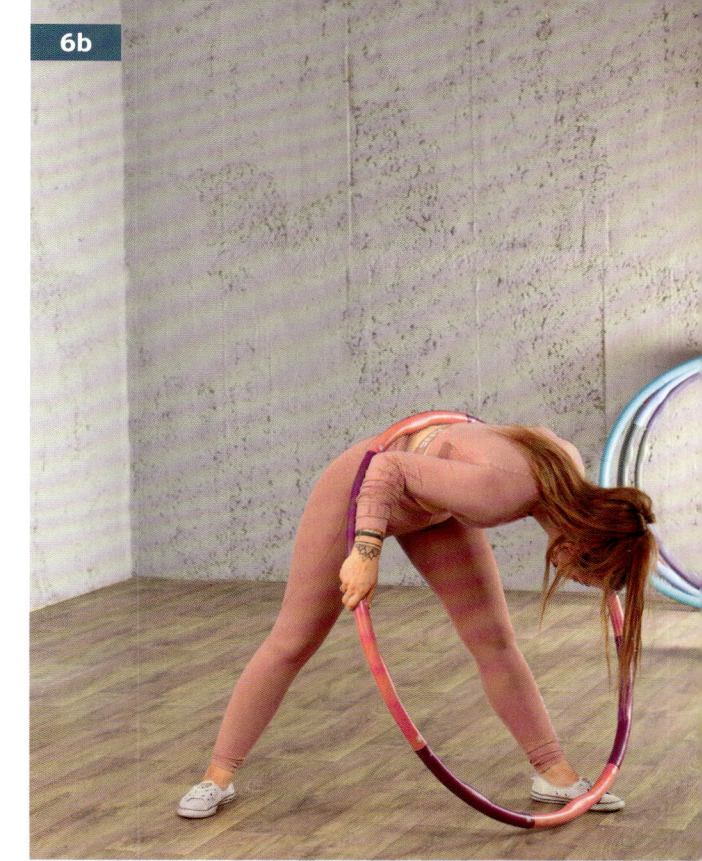

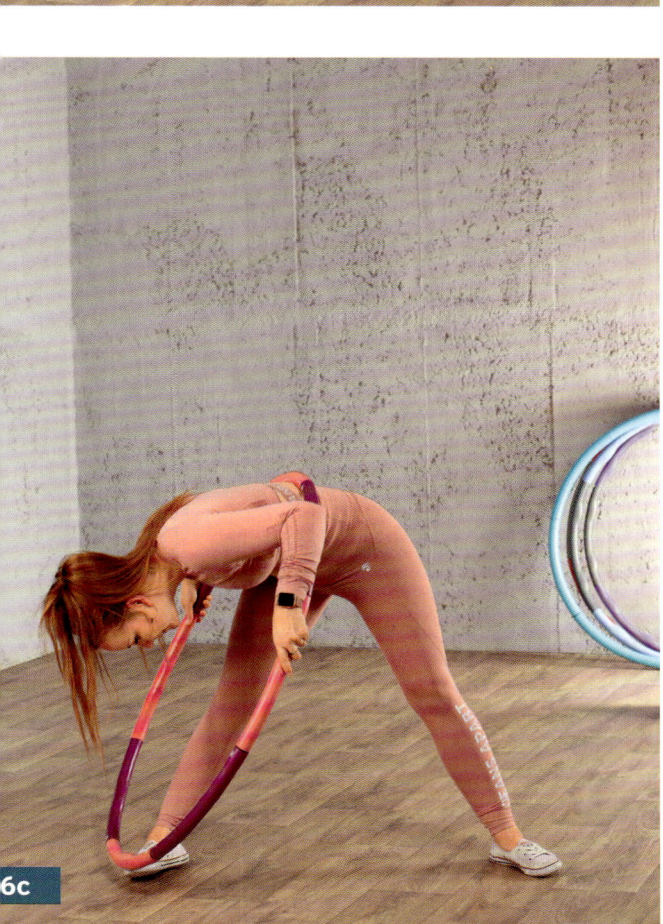

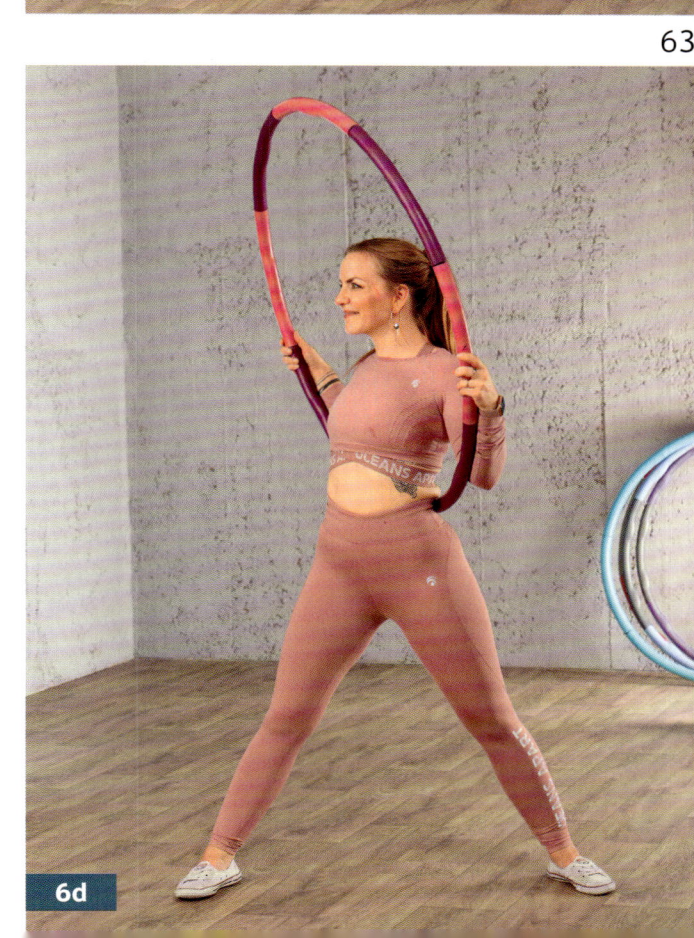

ÜBUNG 7

Stelle deinen Reifen vor dem Körper auf den Boden und beuge dich vor. Atme einmal tief ein und aus. Schiebe beim nächsten Ausatmen deinen Rücken nach oben und mache einen Katzenbuckel. Das Kinn zeigt auf die Brust. Ziehe deinen Bauchnabel dabei bewusst zur Wirbelsäule. Beuge nun deinen Rücken beim Einatmen in Richtung des Bodens. Der Blick geht nach vorne und die Schulterblätter ziehen sich etwas zusammen. Diese Übung stammt aus dem Yoga. Sie macht die Wirbelsäule flexibel und hilft beim Lösen von Verspannungen.

ÜBUNG 8

Stelle deinen Reifen vor den Körper. Lege diesmal nur die Fingerspitzen an den Reifen und strecke dich ganz lang nach vorne. Der Kopf bleibt die Verlängerung der Wirbelsäule. Atme tief ein und schiebe den Reifen dabei nach vorne und lege ihn ab. Richte dann beim Ausatmen und Hochkommen deinen Rücken Wirbel für Wirbel langsam wieder auf. Lasse oben angekommen die Schultern viermal nach hinten kreisen. Wiederhole die Übung viermal in deinem ganz eigenen Tempo.

„Nimm dir die Zeit, die du brauchst. Führe die Bewegungen ganz bewusst aus."

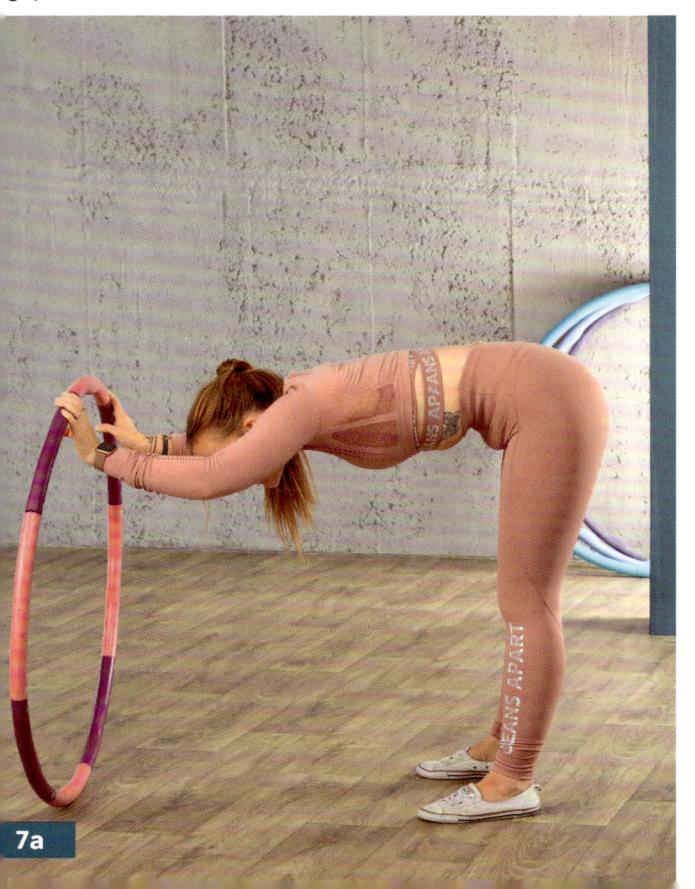

7a

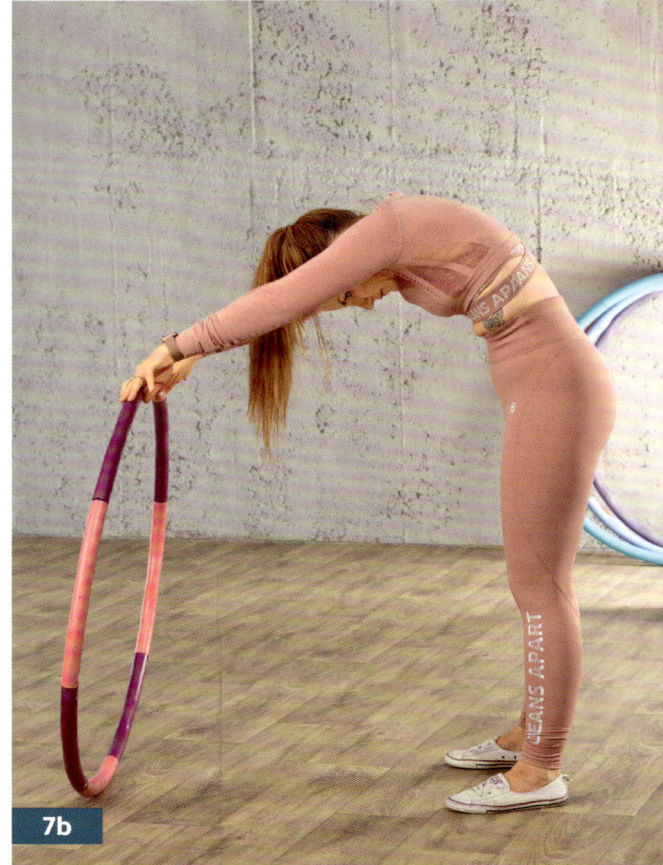

7b

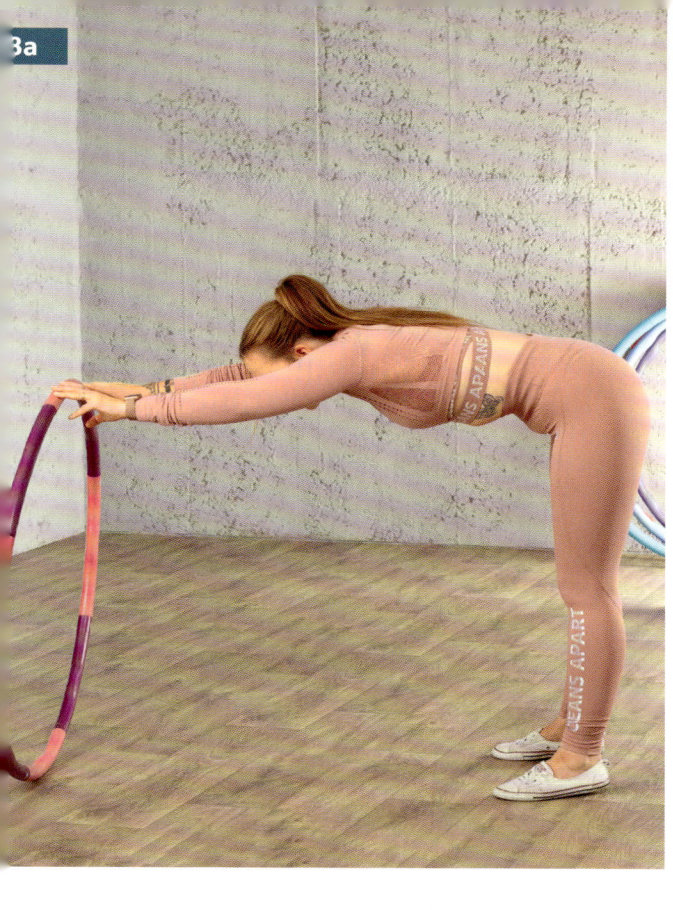

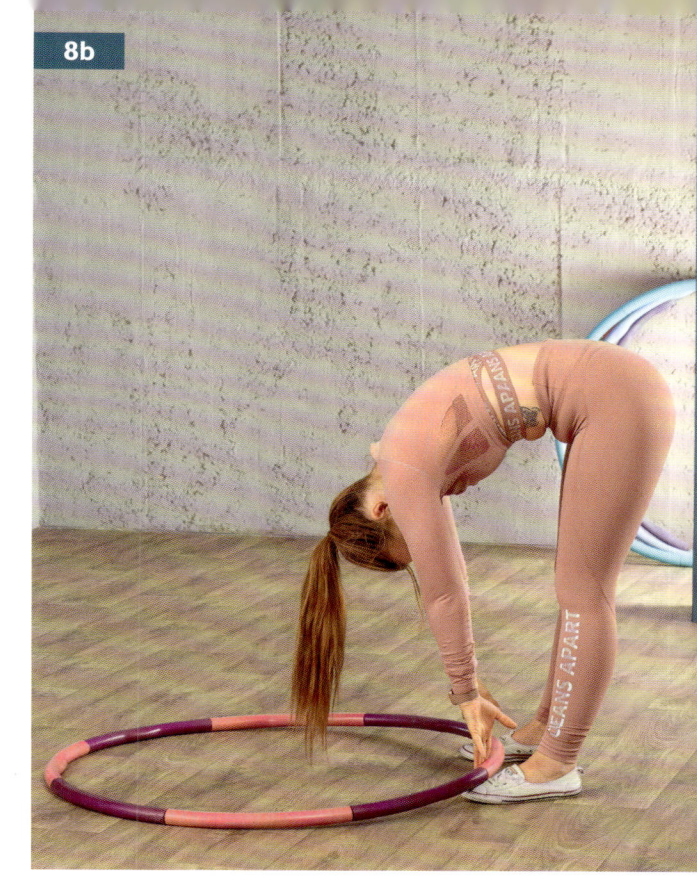

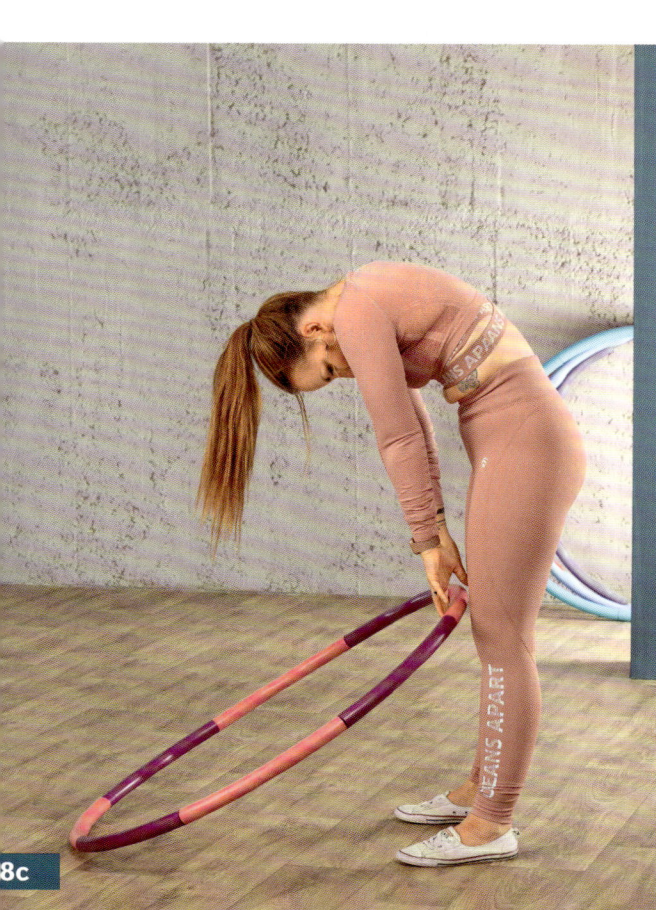

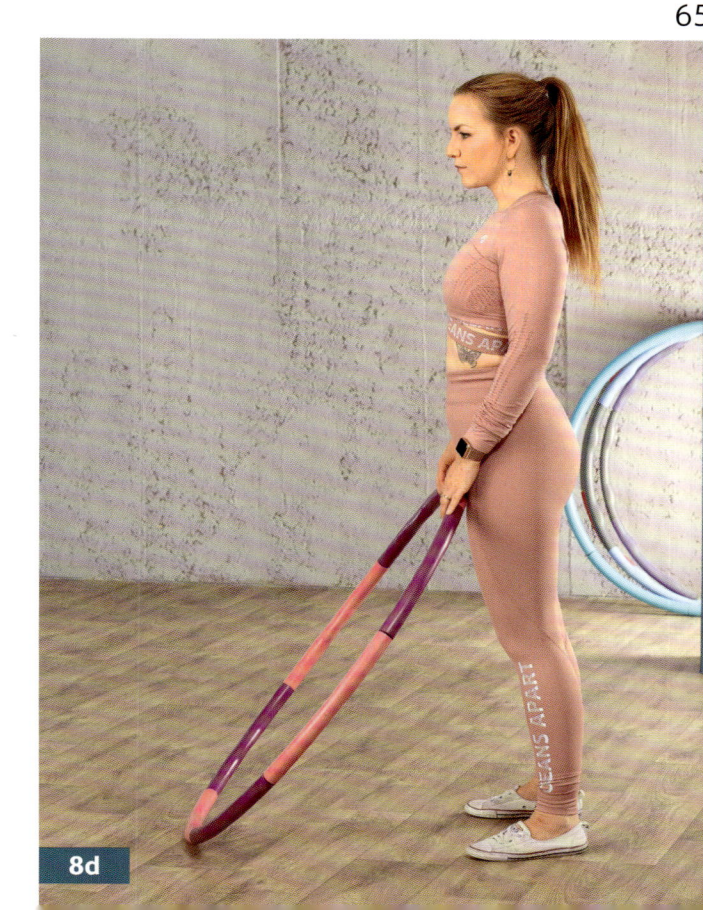

Food & Beauty – Wohlfühlen im eigenen Körper

Weißt du, was es für mich bedeutet, mich im eigenen Körper wohlzufühlen?

Für mich hat es absolut nichts mit der Figur zu tun. Ich kann zwar ganz klar sagen, dass ICH mich schlanker 1000 Mal wohler fühle, das hat aber primär nichts mit der Gewichtsabnahme an sich zu tun. Sondern mit meinem guten Körpergefühl, das ich durchs Hullern erlangt habe.

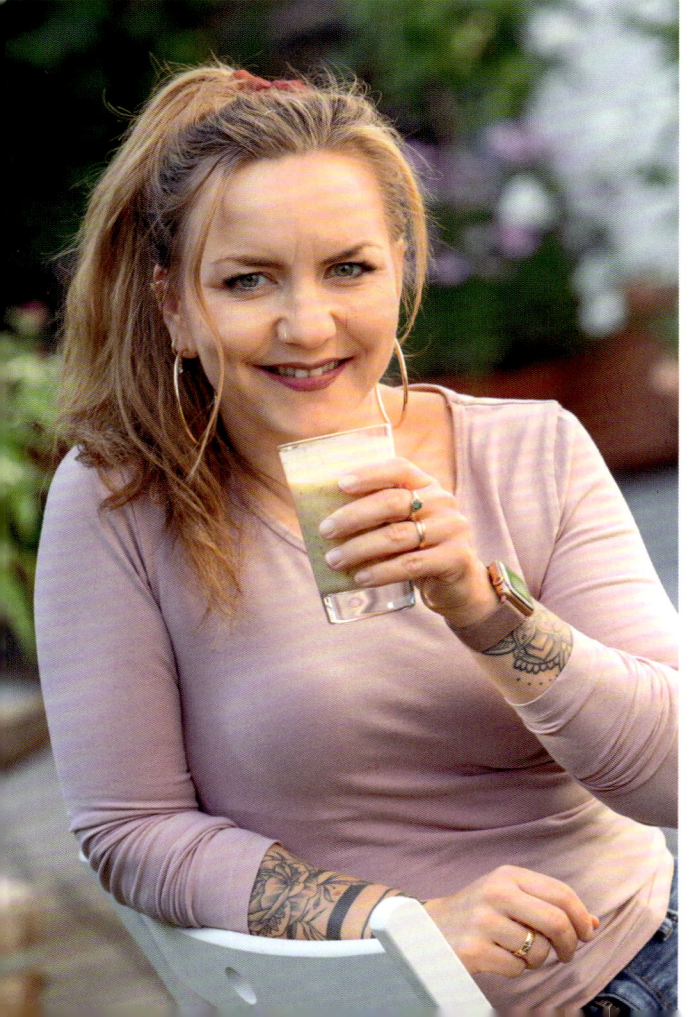

Wie schon erwähnt, ist meine Haltung besser, meine innere Mitte gekräftigt. Ich habe ja nun einen stabileren Beckenboden, das hat auch viel dazu beigetragen. Denn dadurch fühle ich mich viel freier. Muss mich nicht ständig in der Nähe einer Toilette aufhalten und kann Dinge tun, die vorher undenkbar waren.

Weißt du, was sich auch total verändert hat, seitdem ich mich so wohlfühle?

Ich stehe morgens auf, gehe zum Kleiderschrank und nehme einfach irgendetwas heraus, ziehe es an und starte in den Tag. Seitdem ich nicht mehr darauf achten muss, gewisse Bereiche meines Körpers zu verstecken und andere zu betonen (ok, das war eigentlich nur mein Dekolleté), geht das Anziehen morgens viel schneller. Ich habe zwar Outfits, die ich lieber trage als andere, und ich habe auch meine festen Lieblingsstücke im Schrank, aber egal, was ich herausnehme: Ich kann es anziehen, ohne meine Kleidung ständig zurechtziehen zu müssen. Gold wert. Ich wünsche es auch dir. Dass du jederzeit in deinen Kleiderschrank greifen kannst, ohne zu überlegen, ob das Kleidungsstück deinem Körper nun schmeichelt oder nicht. Denn wer sich wohlfühlt, strahlt es aus. Egal in welcher Kleidung. Egal mit welcher Kleidergröße. Man strahlt von innen.

„Das Hullern kann auch die Libido deutlich verbessern."

LIEBE DICH SELBST!

Mich wohlzufühlen, bedeutet für mich im Übrigen auch, mich selbst zu lieben. Auch das mal mehr, mal weniger. Aber ich kann stolz sagen: Ich liebe mich selbst. Und tatsächlich kann ich so auch besser zulassen, dass andere mich lieben. Und spüre Liebe intensiver.

Und ich liebe vieles. In erster Linie natürlich meine Familie. Meinen Mann, meine Kinder, meine Schwestern, ... Ich liebe gutes Essen und leckere Getränke. Ich liebe gute Bücher und eine heiße Dusche, gutes Parfum und schöne Schuhe. Ich liebe es, im Sommerregen zu tanzen und an kalten Tagen in Decken eingekuschelt Kakao mit Sahne zu trinken. Ich liebe den Duft von Blumenwiesen und das Zwitschern der Vögel im Garten. Ich liebe es, den Rücken gekrault zu bekommen und andere zu kraulen. Ich liebe es, zu kuscheln und zu tanzen. Ich liebe tolle Gespräche und auch gemeinsam zu schweigen. Ich liebe deutsche Popmusik und den Film „Sister Act". Ich liebe guten Kaffee und das Stück Torte dazu. Ich liebe coole Kleidung und schönen Schmuck. Ich liebe andere Kulturen und die Heimat. Ich liebe alles, was glitzert, und die Farbe Grau. Diese Liste könnte ich unendlich fortführen, denn es sind viele kleine Dinge, die ich liebe und schätze.

Überlege du auch mal. Was liebst du? An dir und auch an anderen? Denke genau nach. Ich wette und hoffe, deine Liste wird auch sehr lang wie meine. Denn das Gefühl zu lieben ist fantastisch.

In vielen Kulturen spielt die Innere Mitte eine sehr große Rolle. Viele glauben, dass die eigentliche, wahre Körpermitte in tieferen Regionen als den Knochen und auch Muskeln sitzt. Die traditionelle chinesische Medizin zum Beispiel nennt die elementare Lebensenergie Chi.

Und eben das Wohlfühlen. Ich fühle mich so wohl wie nie. Und genau dieses Gefühl wünsche ich jeder einzelnen Frau auf dieser Welt. Auch dir. Wir alle haben es verdient, denn unser Körper leistet unglaubliche Arbeit. Allein als Dank dafür sollten wir gut zu ihm sein.

„Unser Körper leistet unglaubliche Arbeit. Allein als Dank dafür sollten wir gut zu ihm sein."

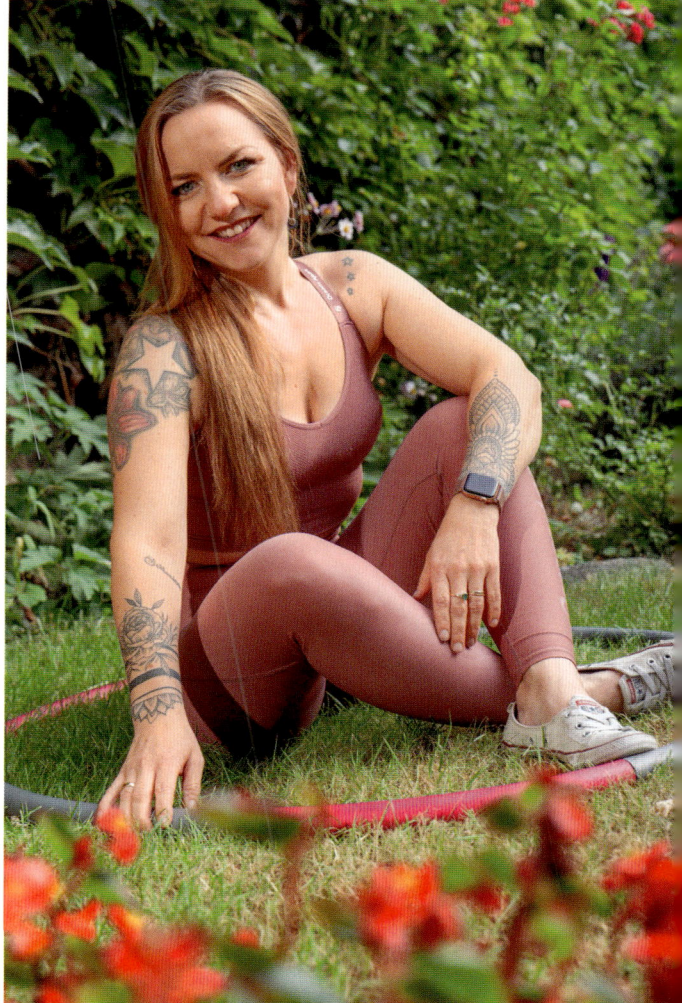

GESUNDE ERNÄHRUNG

Meine Ernährung bestand lange Zeit zum größten Teil nur aus Zwischenmahlzeiten. Und diese bestanden vor allem aus Broten mit Schokoladencreme, Schokoriegeln und Müsli. Ich möchte das alles nicht verteufeln. Aber wie sooft gilt: Die Dosis macht das Gift. Wie schon anfangs erwähnt, war ich wie gefangen in der Trauer um meine Eltern. Hatte kaum noch Energie. Aber wenn die Krankheiten und der Verlust meiner Eltern mich eins gelehrt haben, ist es: GESUNDHEIT ist das höchste Gut!
Gesund sein. Dazu gehört auch, sich gesund zu ernähren. Wirklich nicht meine Stärke. Nun kam aber auch hinzu, dass ich abnehmen wollte. Und wie schon Millionen von Menschen vor mir predigten: „Gesunde Ernährung ist für eine langfristige Abnahme quasi unumgänglich." Bla, bla, bla, ich konnte es nicht mehr hören. Aber verdammt: Es stimmt. Es klappte auch bei all meinen 29 582 Diäten in den vergangenen 35 Jahren wirklich sehr gut. Dieses Ding mit dem gesunden Essen. Für circa drei Tage. Und schwups – bin ich immer wieder ins alte Muster verfallen. Ich stand jedes Mal in der Küche vor der großen Frage: „Was esse ich bloß heute?" Und schon waren alle Ideen weg und das Brot mit Schokocreme da. Das Problem: Nie blieb es bei nur einem Brot.

Leere Kalorien

Im Januar 2019 sollte es anders werden. Eine ehemalige Freundin, die mir zu der Zeit sehr nahe stand und eine gute Stütze war, motivierte mich dazu, Kalorien zu zählen. Gesagt, getan. Circa zwei oder drei Wochen lang dokumentierte ich ALLES, was ich zu mir nahm, und schon wusste ich, wo der Hase langläuft. Oje, wie viele Kalorien hat denn bitte mein geliebter Schokoriegel? 119 kcal. Nicht viel. Wenn es bei einem bleibt. Blieb es aber nie.
Ich war quasi die Meisterin darin, mir möglichst viele Schokoriegel in möglichst kurzer Zeit in den Mund zu schieben. Es musste schnell gehen, denn meine Kinder sollten es nicht sehen. Erstens, weil ich wollte, dass immerhin sie sich gesund ernähren, und zweitens aus purem Egoismus. Ich wollte einfach nicht teilen. Vier Schokoriegel waren das Mindeste am Tag. 4 x 119 = 476! (Gratulation Elli, richtig gerechnet und das als Mathe-Niete) 476 Kalorien für eigentlich nix. Satt haben sie mich nämlich nicht gemacht. Glücklich lediglich für die paar Sekunden, in denen ich sie quasi inhaliert habe.

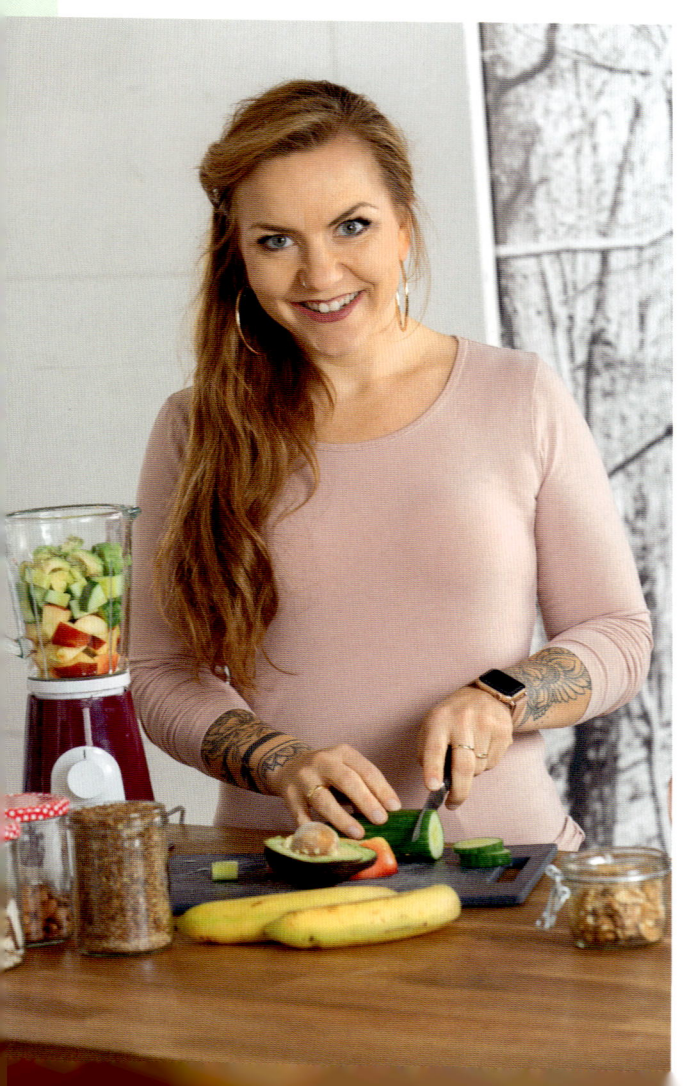

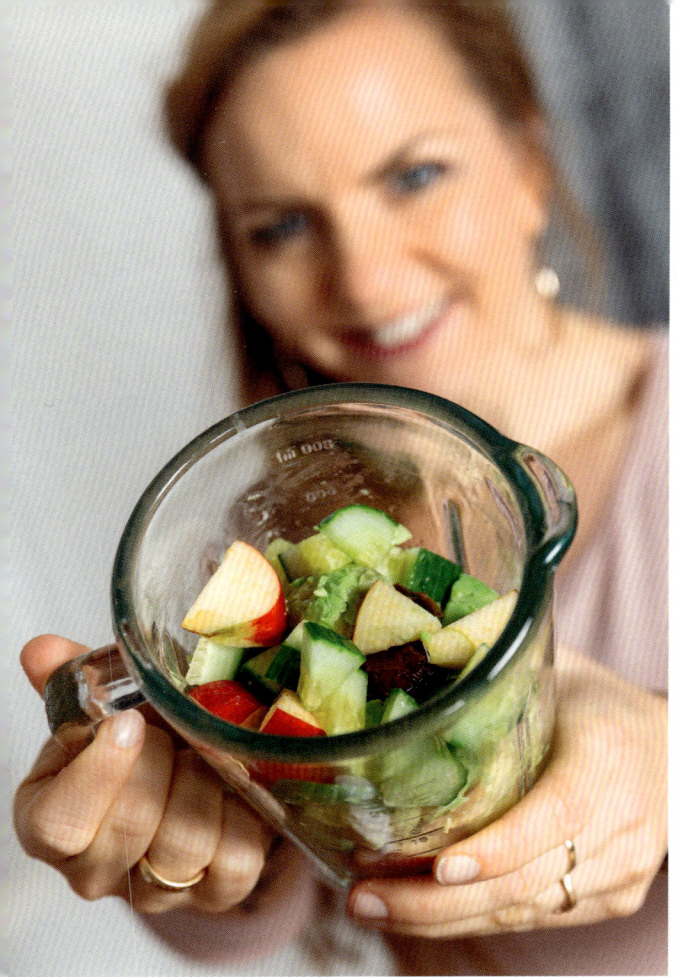

aber das Recherchieren von Nährwerten fremder Lebensmittel war nicht mein Ding.

Ich schaffte mir also eine Grundausstattung an Lebensmitteln an, die ich seit dieser Zeit IMMER zu Hause habe. Dann habe ich immer etwas, womit ich mir relativ schnell etwas Leckeres und Gesundes zubereiten kann.

Ein wichtiger Tipp ist noch: Nimm dir Zeit zum Essen. Laufe nicht rum mit deinem Essen, sondern setze dich bewusst hin – am besten ohne Handy in der Hand. Und kaue dein Essen sehr gründlich. Denn gut gekaut ist halb verdaut.

Ich persönlich verzichte komplett auf Weizenprodukte, da diese den Blutzuckerspiegel so schnell ansteigen lassen. Stattdessen esse ich hauptsächlich Dinkel!

Und frage dich beim Essen immer: Habe ich WIRKLICH noch Hunger?

Ich hatte in der Abnehmphase immer eine Dose mit Mandeln in der Tasche. Bevor in der Stadt oder so zum Bäcker zu gehen, um mir wieder IRGENDWAS zu kaufen, habe ich lieber ein paar Mandeln gegessen. Die sättigen etwas und liefern dir Energie, damit du bis zur nächsten Hauptmahlzeit gut durchkommst.

Essen ist ein Genuss. Nimm dir also ausreichend Zeit zum Essen und mache dir bewusst, was du da gerade zu dir nimmst. Höre auf zu essen, wenn du satt bist. Du musst das Essen ja nicht wegwerfen! Stelle es in den Kühlschrank und esse es später oder am nächsten Tag, wenn du wirklich Hunger hast.

Gut geplant ist schnell gekocht

Mir wurde schnell klar, dass die meisten Kalorien am Tag für vermeintlich kleine Snacks draufgingen. Nichts, was mich lang satt machte, geschweige denn mir gute Nährstoffe bot. Somit beschloss ich (im Übrigen wieder mit einem Schubser meiner alten Freundin), die Zwischenmahlzeiten komplett wegzulassen, dafür aber meine Hauptmahlzeiten größer und besser zu gestalten. Und diesmal mit Köpfchen. Ich machte mir vorab eine Liste mit Rezepten, die lecker klangen, gesund waren und vor allem schnell gingen. Und nicht zu exotisch waren, da ich weiter vorhatte, im örtlichen Supermarkt einzukaufen und nicht in irgendwelchen Läden, wo mir die Hälfte aller Lebensmittel kein Begriff waren. Ich hatte zwar Journalismus studiert,

- Ernähre dich gesund, um gesund zu sein. Nicht um schlank zu sein.
- Dein Körper leistet unglaubliches. Tag für Tag. Versorge ihn deshalb mit guten Energien.
- Ein sehr gut gemeinter Rat an dich: Mach dir eine Liste. Überleg dir, was dir schmeckt, was schnell geht, was gesund ist und was in dein Budget passt.

Rezepte

Hier findest du ein paar meiner Lieblingsrezepte. Ich hoffe, sie schmecken dir genauso gut wie mir. ALLE Rezepte sind für EINE Person, so kannst du sie einfach hochrechnen, wenn du mehrere Portionen kochen möchtest. Versuche, dein Essen immer auf schönen Tellern oder in hübschen Gläsern anzurichten. So macht das Essen direkt mehr Freude! Trinke am besten etwa eine halbe Stunde VOR jedem Essen ein großes Glas Wasser. Und denke dran: Kaue dein Essen gründlich und lasse dir Zeit dabei. Deine Verdauung beginnt nämlich bereits im Mund.

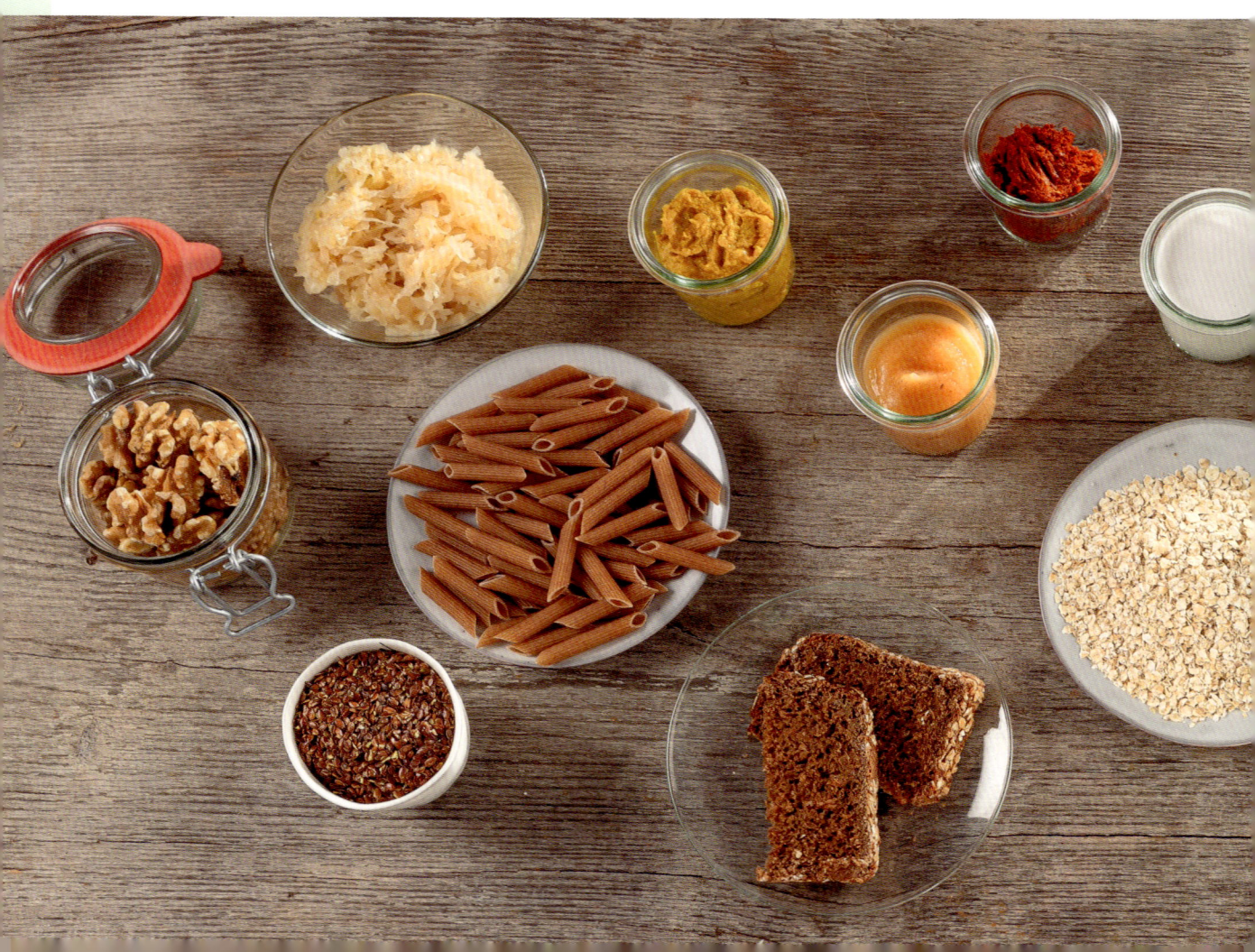

LEBENSMITTEL, DIE ICH IMMER DA HABE:

Vorratshaltung

- Haferflocken
- Dinkelflocken
- Dinkelflakes
- Dinkelbrot
- Sonnenblumenkerne
- Leinsamen
- Mandelkerne
- Cashewkerne
- pflanzliche Milch (Ich persönlich mag Drinks aus Mandeln oder Kokos – mögl. ohne Zucker)
- veganer Brotaufstrich (meist Linsen/Curry)
- Dinkelnudeln
- Reis
- Apfelmark (ohne Zucker)
- Zartbitterschokolade (mindestens 78%)
- scharfe Currypaste
- Kokosmilch
- Gewürze
- Sauerkraut
- Senf

Frische Lebensmittel

- Eier
- Milch
- Quark
- Naturjoghurt
- körniger Frischkäse
- Kartoffeln
- saisonales Gemüse, aber immer Tomaten und Gurken
- saisonales Obst, aber immer Bananen und Äpfel
- Avocado

In der Tiefkühltruhe

- Mango-Stücke
- Himbeeren
- Brokkoli
- Spinat
- Bananen (selbst eingefroren)
- Blumenkohl
- im Sommer auch tiefgefrorene Weintrauben

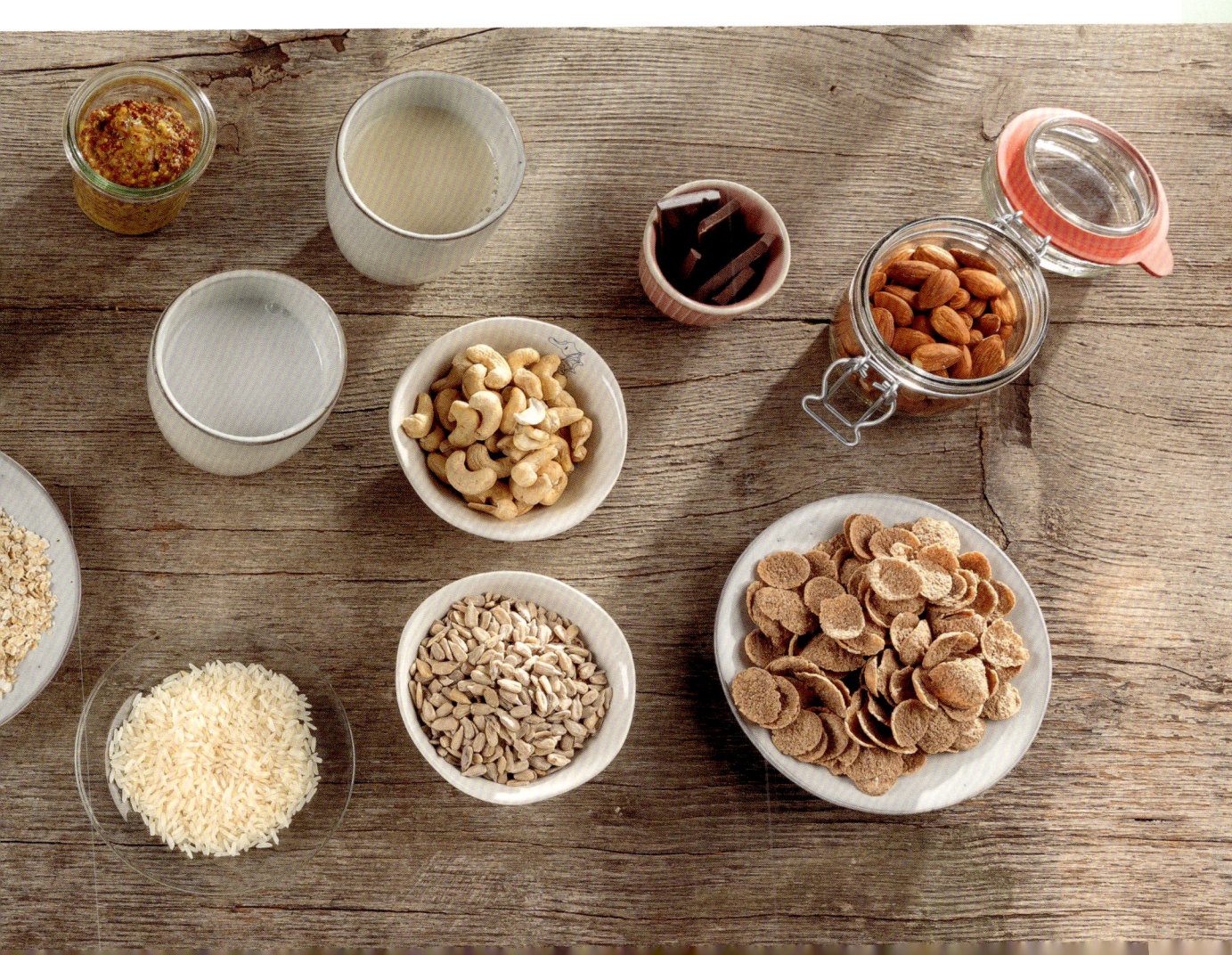

Erfrischender Start in den Tag

SMOOTHIE-BOWL

ZUTATEN

- 1 Handvoll tiefgekühlte Mango-Stücke
- 1 Handvoll tiefgekühlte Himbeeren
- 1 Banane
- ½ Apfel
- Ca. 150 ml Pflanzenmilch oder Milch

Toppings:

- 1 Handvoll Haferflocken
- 1 Handvoll Dinkelflakes
- ½ Handvoll Nüsse
- 1 EL Leinsamen
- 1 Stück Schokolade
  (mit mind. 78 % Kakaogehalt)

ZUBEREITUNG

Schneide die Banane und den halben Apfel klein und fülle sie mit den Mango-Stücken und den Himbeeren in deinen Smoothiemaker oder einen Standmixer. Gieße dann die Milch hinzu und mixe alles auf höchster Stufe, bis es zu einem relativ dickflüssigen Smoothie wird. Je nachdem, wie stark dein Smoothiemaker oder Mixer ist, brauchst du mehr oder weniger Flüssigkeit. Gieße den Smoothie nun in eine Schale, raspele die Schokolade und streue die Toppings darüber. Es sieht toll aus, wenn du sie in einem Muster, z. B. Streifen anordnest. Aber spätestens nach dem Umrühren ist die Optik dann doch wieder weg ☺.

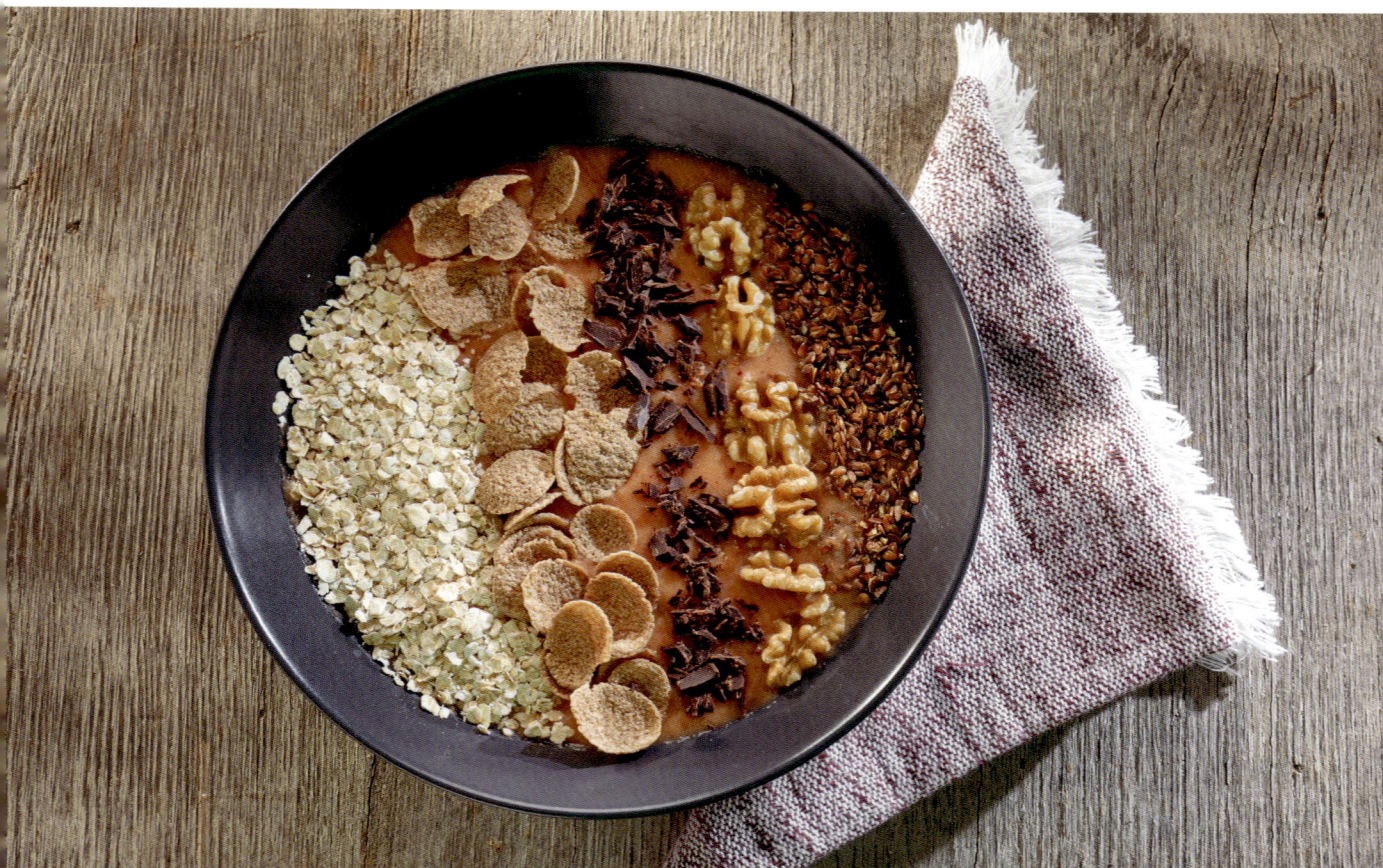

Schnittige Gurke

SMOOTHIE

ZUTATEN

- 1 Apfel
- 2–3 Datteln
- ½ Schlangengurke
- 1–2 TL klein geschnittener Schnittlauch
- ½ Avocado
- 1 kleine Banane
- Ca. 250 ml Buttermilch oder Pflanzenmilch

ZUBEREITUNG

Schneide den Apfel, die Gurke, die Avocado und die Banane in grobe Stücke und fülle sie in deinen Smoothiemaker oder einen Standmixer. Wenn die Datteln noch Kerne haben, entferne diese, schneide auch die Datteln klein und gib sie mit dem Schnittlauch in den Mixer. Dann gieße die Milch dazu und mixe alles auf höchster Stufe. Fülle den Smoothie in ein Glas und genieße ihn sofort!
Bei dem Obst kannst du natürlich variieren. Es schmeckt auch total lecker mit TK-Himbeeren. Auch die Menge der Flüssigkeit kannst du für dich individuell wählen. Je nachdem, wie du die Konsistenz gern hättest.

Tipp: Schnittlauch kannst du superpraktisch mit der Schere schneiden. Natürlich kannst du auch tiefgekühlten Schnittlauch verwenden.

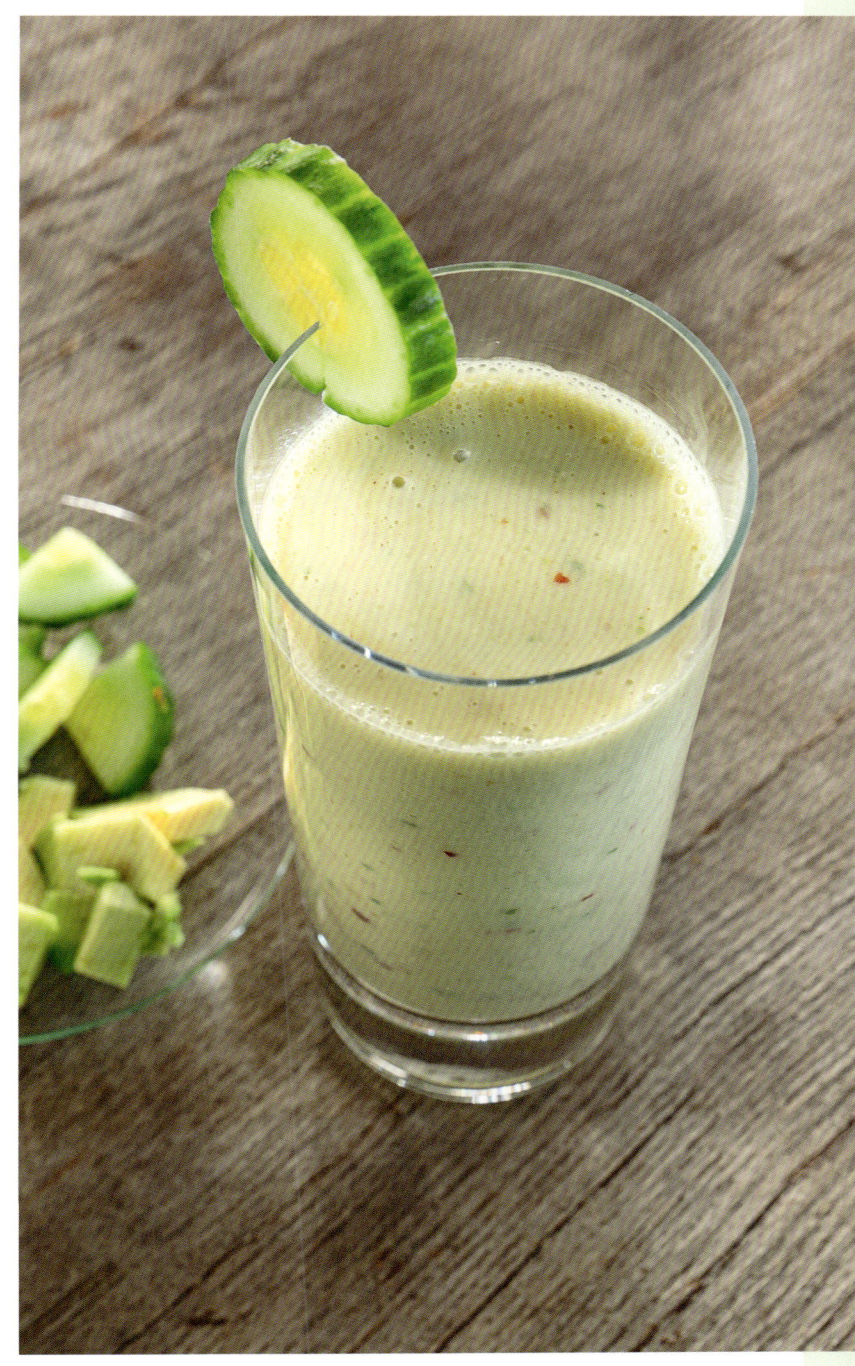

Pretty Haferglück

PORRIDGE

ZUTATEN

- 50 g Haferflocken
- 250 ml Pflanzenmilch oder Kuhmilch

Toppings:
- 1 Handvoll Kokoschips
- 1 Banane oder anderes Obst deiner Wahl
- 1 Stück Schokolade
  (mit mind. 78 % Kakaogehalt)

ZUBEREITUNG

Verrühre die Haferflocken mit der Milch in einem Topf und erhitze die Mischung langsam, bis sie einmal aufkocht. Rühre dabei immer mal wieder um, damit nichts anbrennt. Rühre nach dem Aufkochen auf dem Herd so lange, bis dir die Konsistenz gefällt.

Fülle das Porridge in eine Schüssel und lasse es einen Moment abkühlen. Raspele in dieser Zeit die Schokolade.

Garniere dein gesundes und leckeres Frühstück dann mit den Kokoschips, dem Obst und der kleingeraspelten Schokolade. Auch vieles andere eignet sich als Topping. Genießen!

Tipp: Du kannst die Schokolade auf Vorrat raspeln und in einem Schraubglas aufbewahren. Dann sind Bowls und Porridge schneller fertig!

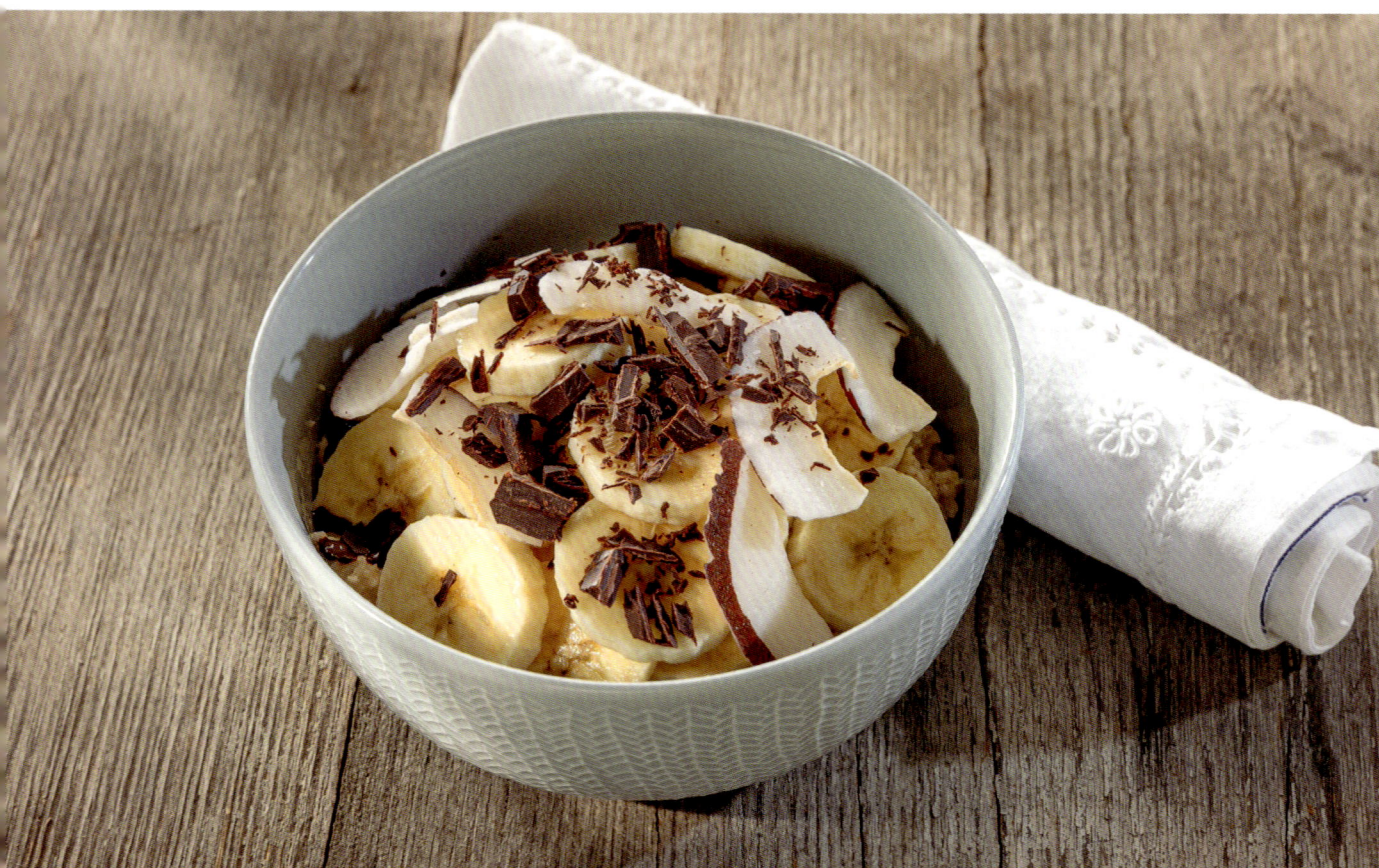

Zimtiger Apfelquark

QUARK-BOWL

ZUTATEN

- Ca. 300 g Magerquark
- 100 g körniger Frischkäse, mit Wasser verrührt
- 1 Apfel
- Walnüsse
- Zucker und Zimt

ZUBEREITUNG

Ich versuche immer, gleich morgens schon hochwertige Nährstoffe aufzunehmen. Dazu mache ich mir einen guten Mix aus Fett, Eiweiß, Kohlenhydraten und Ballaststoffen. Denn mit einem guten Start in den Tag kommt man weiter!

Verrühre zunächst den Frischkäse in einer Schale mit etwas Wasser zu einer cremigen Konsistenz und mische dann den Magerquark darunter. Dann schäle den Apfel, schneide ihn in kleine Stücke und gib ihn in einen kleinen Kochtopf. Streue etwas Zimt und Zucker darüber und erhitze alles langsam, bis der Apfel schön weich ist. Gib dann den Zimt-und-Zucker-Apfel über deine Quark-Frischkäse-Mischung.

Tipp: Geh mit Zucker, Salz und Gewürzen ruhig etwas sparsam um. Du kannst immer noch nachwürzen oder -süßen!

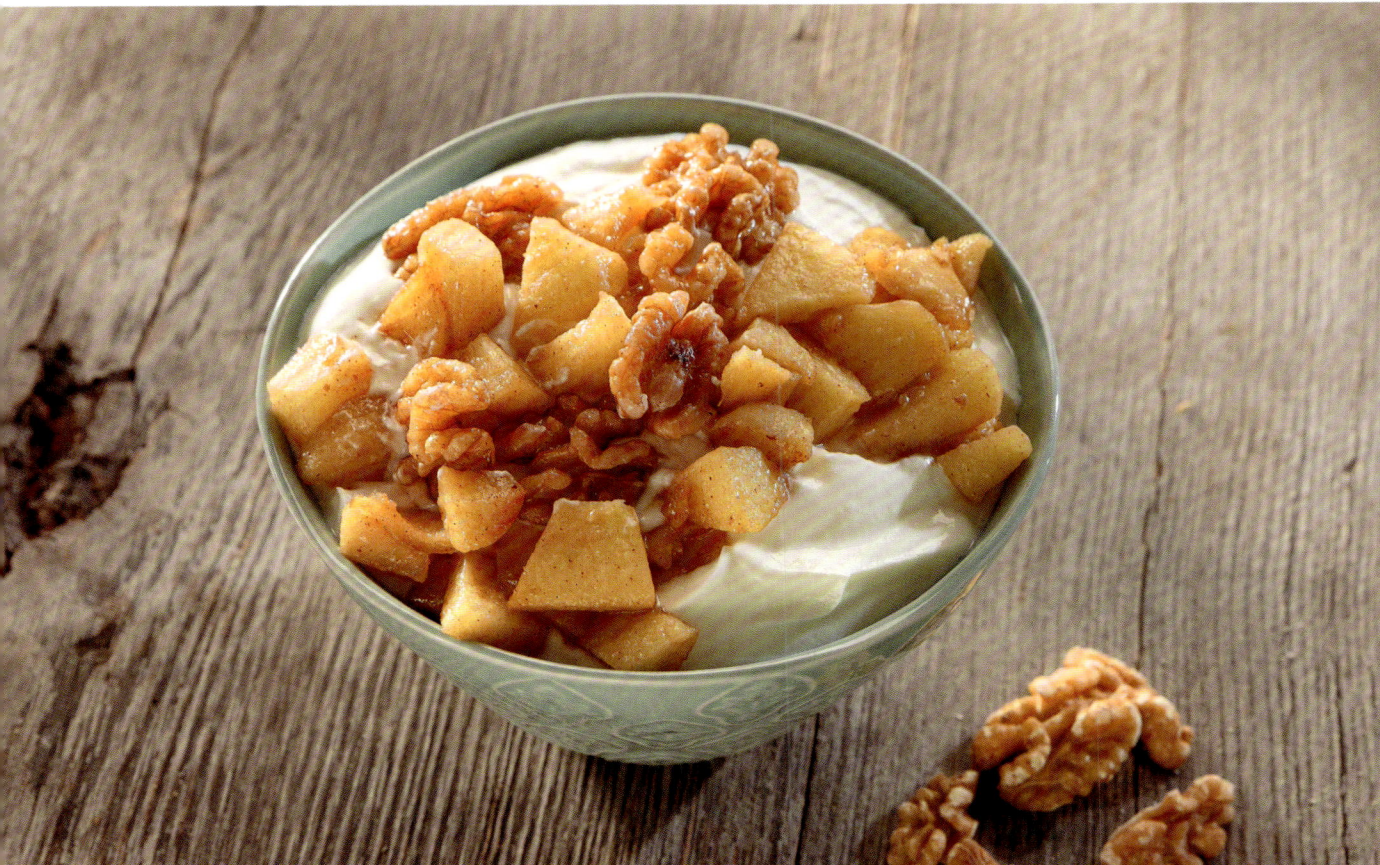

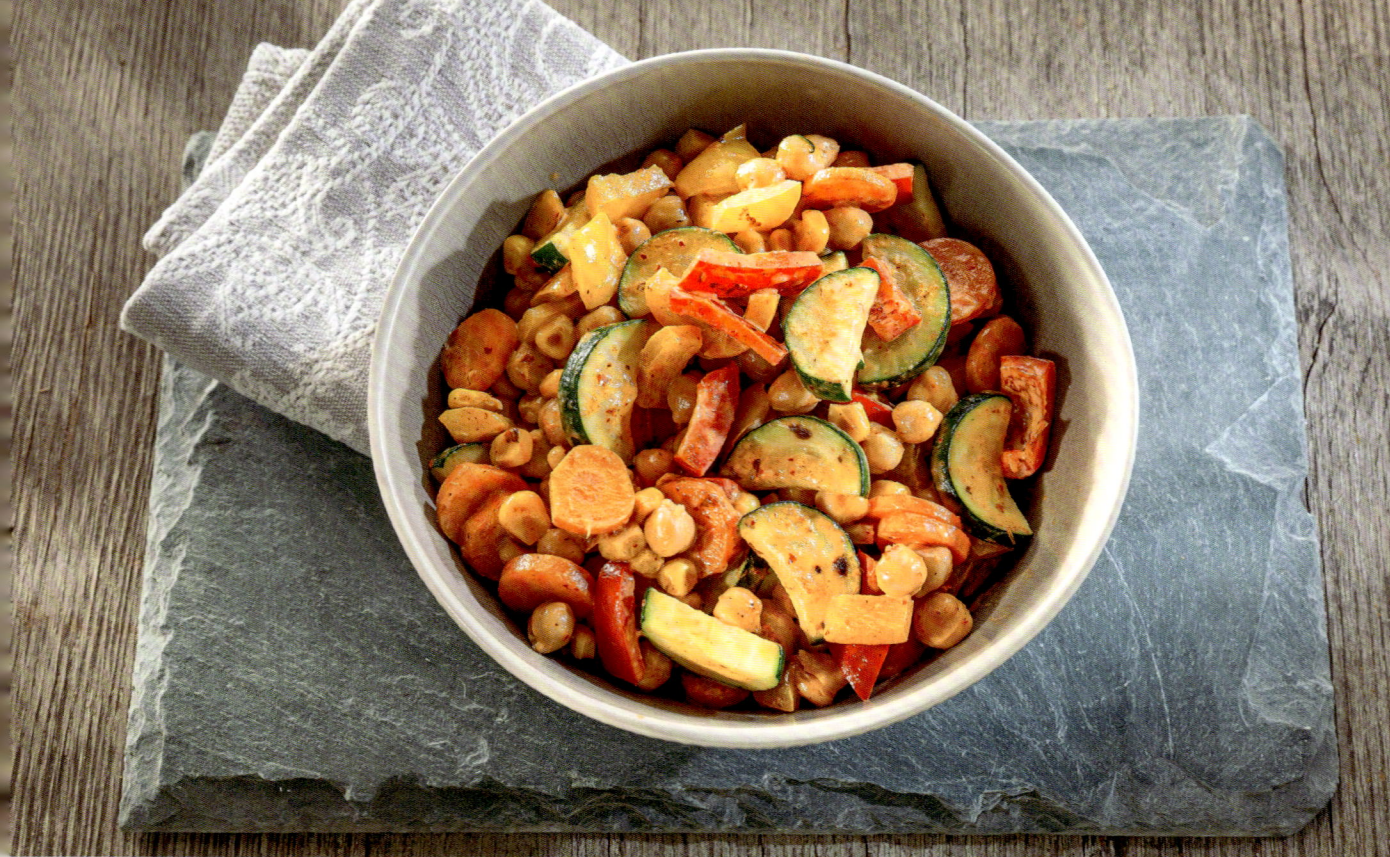

Kicherpfännchen

VEGANES KICHERERBSEN-CURRY

ZUTATEN

- Je ½ rote und gelbe Paprika
- 1–2 Möhren
- 1 kleine Zucchini
- 2–3 EL Mais
- Kichererbsen aus dem Glas
- 100 ml Kokosmilch
- 1–2 TL scharfe Currypaste
  (alternativ Currypulver und Chilipulver)
- evtl. Cashewkerne

ZUBEREITUNG

Brate zuerst das Gemüse in einer Pfanne an. Wenn du keine gut beschichtete Pfanne hast, gib vorher z. B. Kokosöl hinein. Gib nun die Kichererbsen dazu. Mische die Kokosmilch mit 1–2 TL der scharfen Currypaste – je nachdem, wie scharf du es magst – und gieße die Kokos-milch zur Gemüse-Kichererbsen-Mischung. Umrühren, alles kurz ziehen lassen und fertig!

Tipp: Vorgekochte Kichererbsen gibt es im Glas oder in der Dose zu kaufen. Du kannst aber auch trockene Kichererbsen nach der Anleitung auf der Packung einweichen und vorkochen.

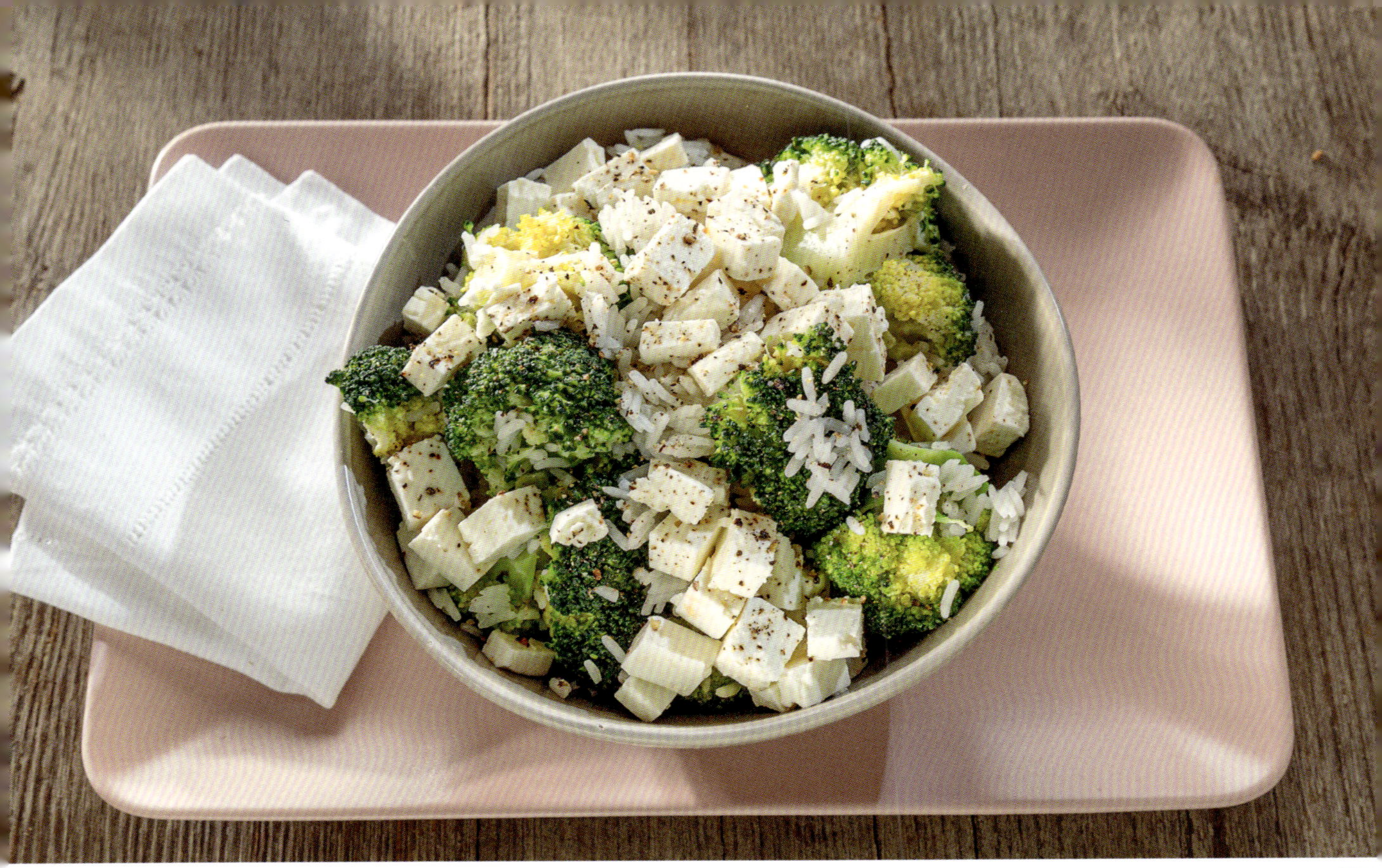

Reiskoli

BROKKOLI-REIS-TOPF

ZUTATEN

- 100 g Reis
- 100 g Brokkoli
- 80–100 g Schafskäse
- Salz und Pfeffer

„Denk dran:
Essen ist ein Genuss.
Nimm dir dafür Zeit!"

ZUBEREITUNG

Koche zuerst den Reis mit der doppelten Menge Wasser und einer Prise Salz. Ich persönlich esse übrigens am liebsten Jasminreis. Vorsicht: Der Reis brennt zum Schluss schnell an! Ist mir bisher leider nicht erst einmal passiert.
Während der Reis kocht, kannst du schon den Brokkoli putzen, waschen und klein schneiden. Koche oder dünste ihn mit etwas Salz und mische ihn dann unter den fertigen Reis. Schneide anschließend den Schafskäse klein und hebe ihn unter die Brokkoli-Reis-Mischung. Zum Schluss mit Salz und Pfeffer abschmecken – lecker!

FUNghie Pasta

DINKELNUDELN MIT CHAMPIGNONSOSSE

ZUTATEN

- Ca. 75 g Dinkelnudeln
- Ca. 100 g Champignons
- ½ Zwiebel
- ½ Knoblauchzehe
- 1 Stück Butter zum Anbraten
- 100–150 ml Schmand
- Salz und Pfeffer

ZUBEREITUNG

Koche die Dinkelnudeln in Salzwasser, bis sie eine leicht bissfeste Konsistenz haben. Wie lange das dauert, ist manchmal von Hersteller zu Hersteller unterschiedlich. Aber Vorsicht: Besonders Dinkelnudeln werden schnell matschig. Deshalb pass auf!

Während die Nudeln kochen, kannst du schon die Zwiebeln und den Knoblauch hacken und die Champignons putzen und in Scheiben schneiden. Brate die Zwiebel und den Knoblauch in etwas Butter an. Gib die Champignons dazu und brate alles weiter an, bis die Champignons eine schöne Farbe haben. Rühre nun den Schmand dazu und schmecke mit Salz und Pfeffer ab. Gib die Nudeln in einen tiefen Teller und gieße die Soße darüber.

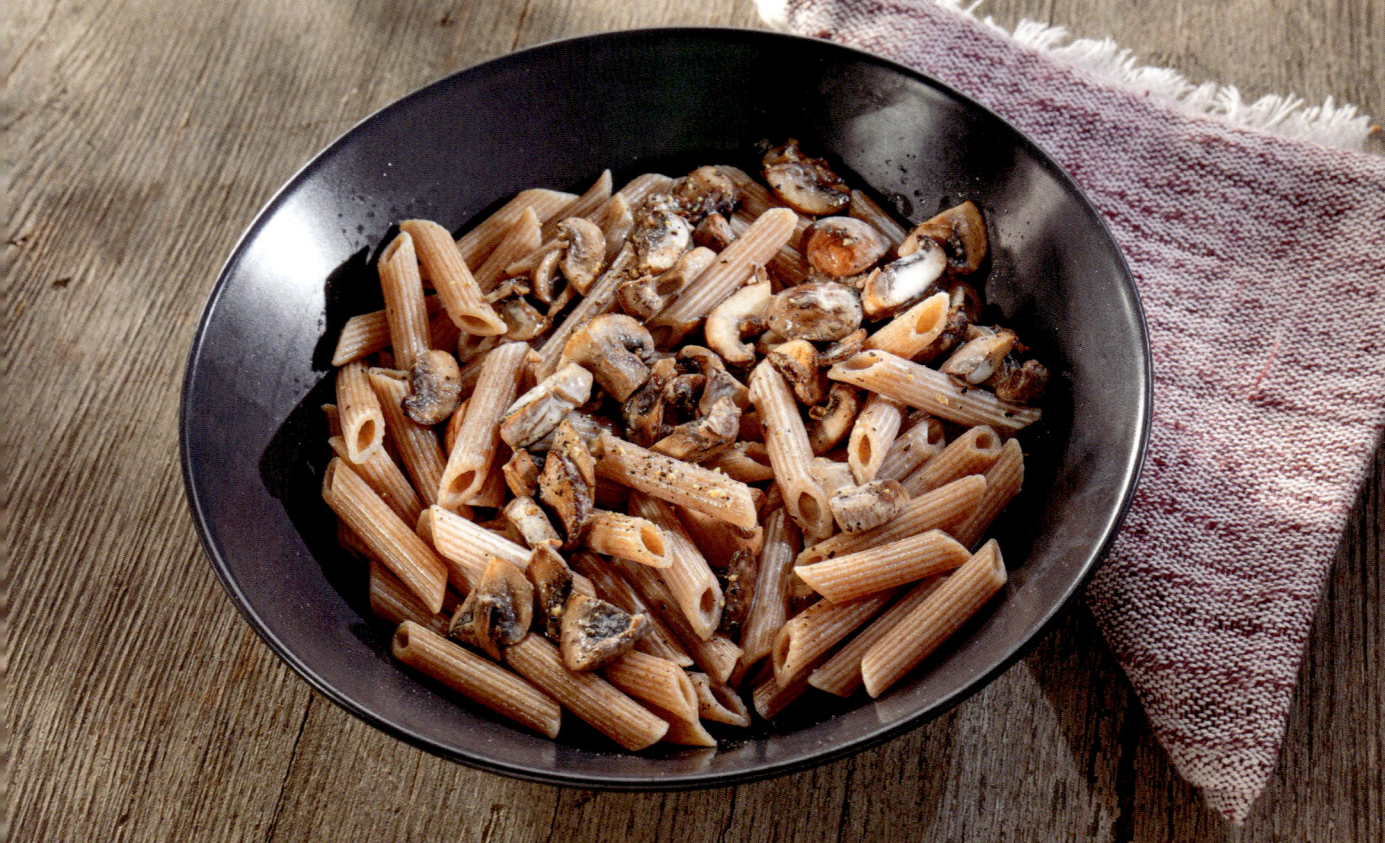

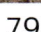

Sauer macht lustig

VEGANER SAUERKRAUTTOPF MIT PAPRIKA UND KARTOFFELN

ZUTATEN

- 2–3 mittelgroße Kartoffeln
- ½ Paprika
- 200 g fertiges Sauerkraut (aus dem Glas)
- 1–2 EL körniger Senf
- Salz
- Olivenöl zum Anbraten

ZUBEREITUNG

Schäle die Kartoffeln und koche sie in Salzwasser gar. Putze die Paprika, schneide sie klein und brate sie in etwas Öl an. Gibt dann die vorgekochten Kartoffeln mit in die Pfanne und brate auch sie leicht an. Im Anschluss kommt das Sauerkraut mit in die Pfanne. Mische alles mit 1–2 EL körnigem Senf und schmore es, bis alles richtig erhitzt ist.

Meine Mama hat dazu übrigens immer Kassler gegessen. Ich hingegen mag es schon immer ohne Fleisch.

BrotEin der Klassiker

RÜHREI MIT DINKELBROT

ZUTATEN

- 1 Scheibe Dinkelbrot
- 2–3 Eier
- 1 Schuss Milch
- Butter zum Anbraten
- Salz, Pfeffer, Paprikapulver

ZUBEREITUNG

Schneide eine Scheibe Dinkelbrot in Würfel und brate es in der Pfanne mit etwas Butter an. Parallel kannst du schon 2–3 Eier verquirlen, einen Schuss Milch dazugeben und mit Salz, Pfeffer und Paprika würzen.
Gieße die Eimasse direkt über die Würfel in die Pfanne und brate alles zusammen an. Rühre dabei immer wieder um, damit nix anbrennt. Das erleichtert das Spülen der Pfanne ungemein! Ich serviere mein Rührei mit Dinkelbrot gern mit Gurken und Tomaten.

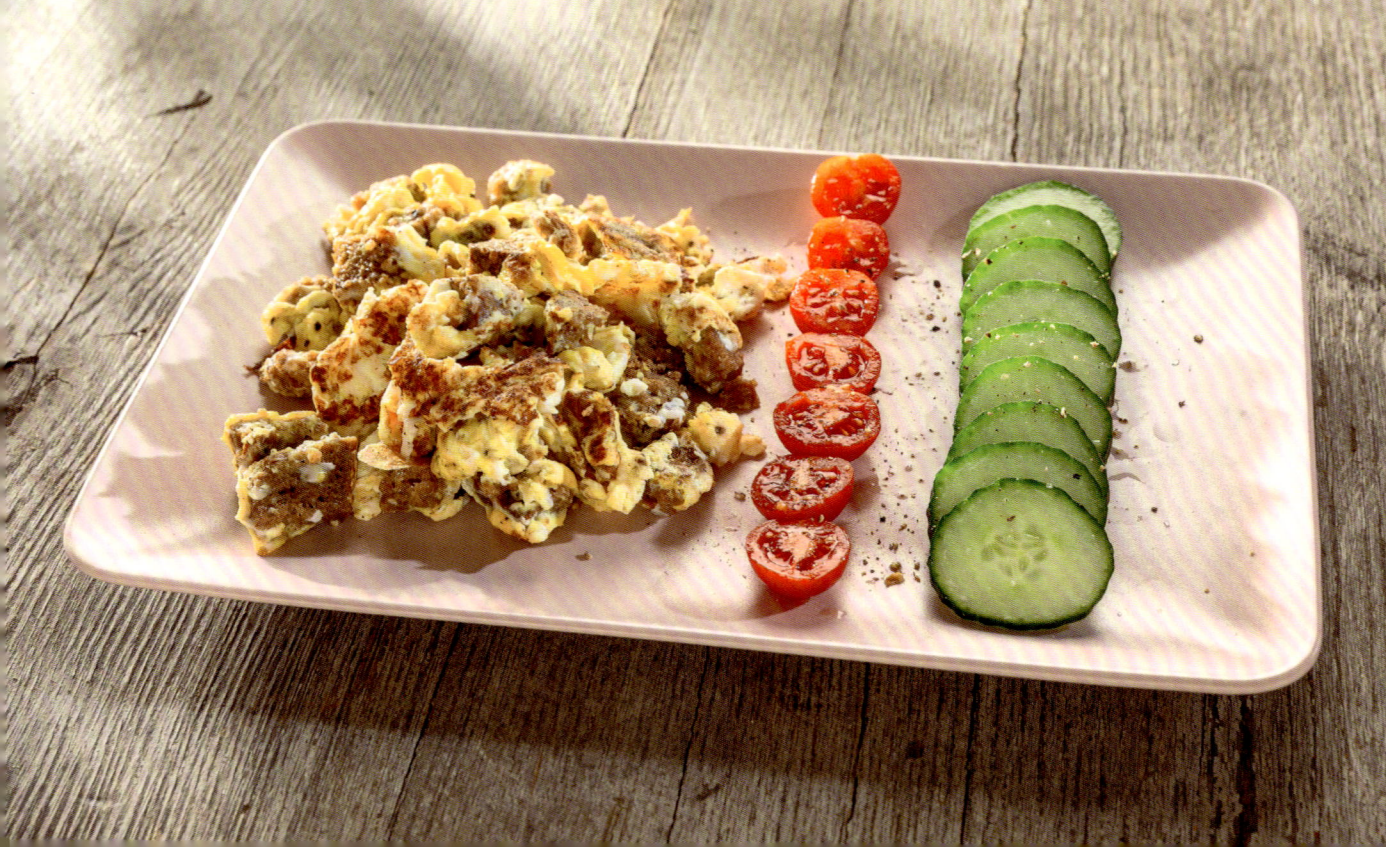

Körnige Frische

KÖRNIGER FRISCHKÄSE-TELLER

ZUTATEN

- Ca. 100 g Champignons
- ¼ Zwiebel
- 200 g körniger Frischkäse
- 1 Reiswaffel
- ¼ Avocado
- Butter zum Anbraten
- Salz und Pfeffer

ZUBEREITUNG

Bürste die Champignons gut ab oder ziehe mit einem Messer die oberste Schicht ab. Nicht waschen, weil sie sich sonst mit Wasser aufsaugen wie ein Schwamm! Schneide die Champignons klein.

Hacke dann die Zwiebel und brate sie in etwas Butter an. Gib die Champignons dazu und würze alles direkt mit Salz und Pfeffer.

Verrühre im Anschluss die angebratene Pilzmischung mit dem körnigen Frischkäse.

Ziehe dann die Schale von der Avocado ab oder löse das Avocadofleisch mit einem Löffel auf der Schale. Schneide die Avocado in Scheiben, gib sie auf die Reiswaffel und würze mit Salz und Pfeffer.

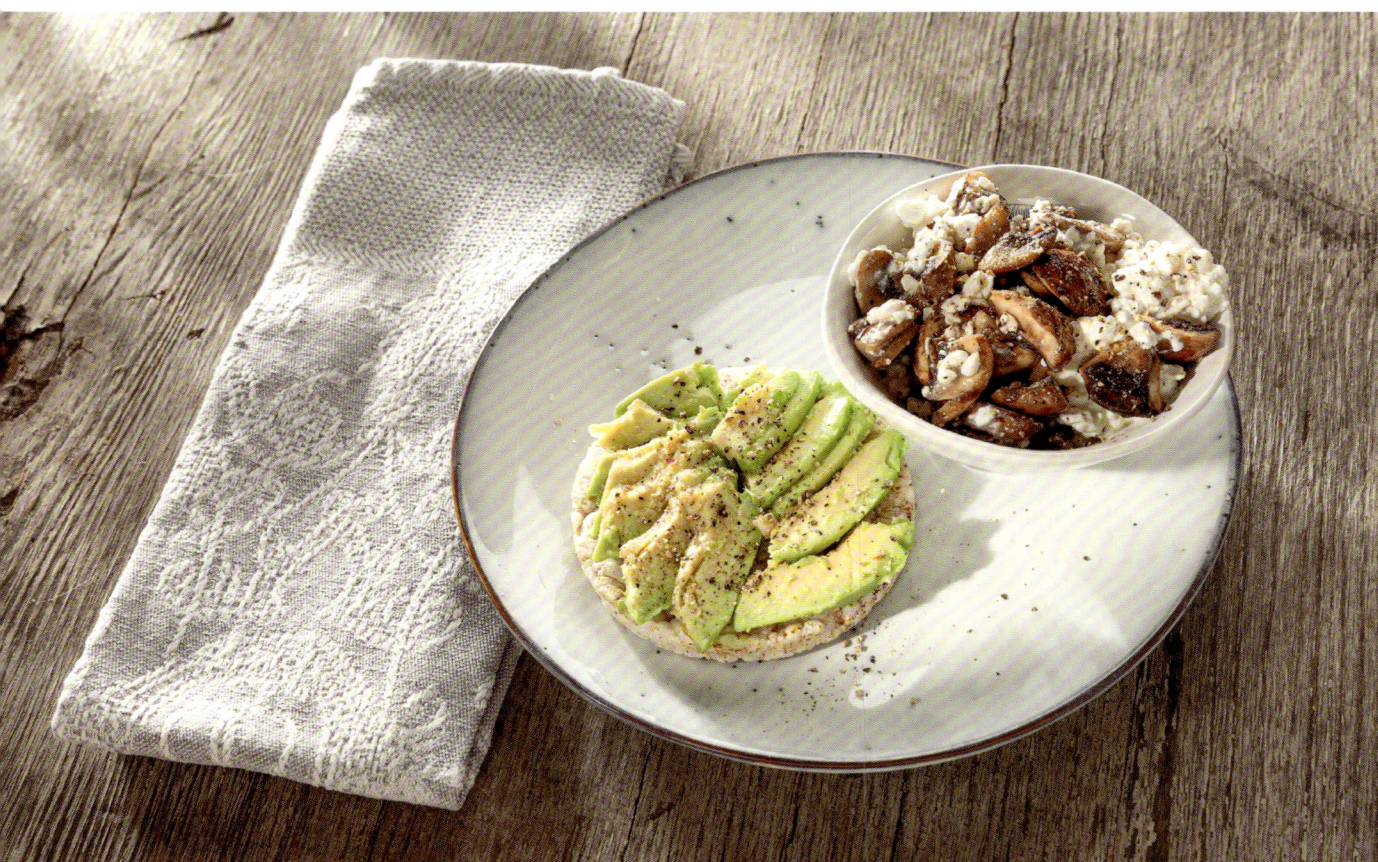

Süße Knolle

SÜSSKARTOFFEL AUS DEM OFEN

ZUTATEN

- 1 große Süßkartoffel
- 1 TL Olivenöl
- Ca. 100 g Schafskäse

ZUBEREITUNG

Heize zuerst deinen Backofen auf 200 Grad vor. Halbiere die Süßkartoffel und bestreiche die beiden Schnittflächen mit Olivenöl.

Gare die Süßkartoffel für circa 30 Minuten im Backofen. Die Garzeit kann variieren, je nachdem, wie groß die Süßkartoffel ist. Du kannst prüfen, ob die Kartoffel gar ist, indem zu sie mit einer Gabel anstichst: Wenn sie weich ist, ist sie gar.

Schneide den Schafskäse sehr klein und streue ihn über die Süßkartoffel. Schiebe das Ganze nochmals für 10 Minuten in den Ofen, bis der Käse leicht geschmolzen ist und beginnt, goldene Spitzen zu bekommen.

Tipp: Sehr lecker schmeckt dazu Feldsalat mit Tomate und Zwiebeln. Als Dressing ist körniger Frischkäse mit Salz und Pfeffer super!

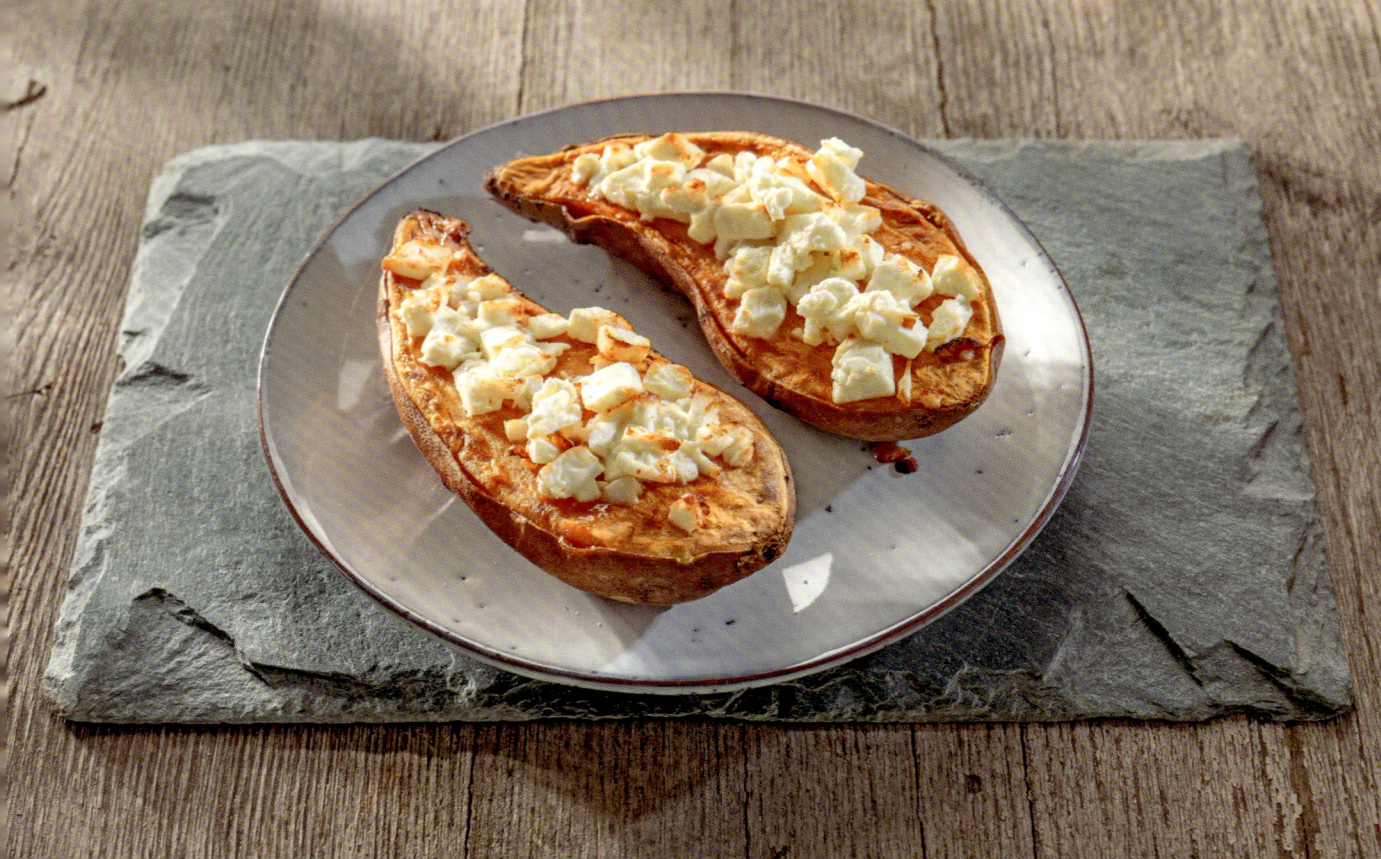

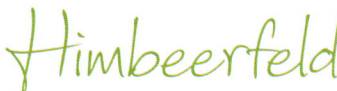

Himbeerfeld

FRUCHTIGER FELDSALAT

ZUTATEN

- 3 Handvoll Feldsalat
- 1 Handvoll frische Himbeeren
- 1 kleine Handvoll Walnüsse
- 1 kleine rote Zwiebel
- 2 EL Himbeeressig
- 1 EL Öl
- 1 EL Wasser
- Salz und Pfeffer
- Zucker

ZUBEREITUNG

Wasche zuerst deinen Feldsalat gründlich und tupfe oder schleudere ihn trocken. Gib ihn dann in eine Schüssel und mische ihn direkt mit frischen Himbeeren. Die Walnüsse kannst du auch gleich dazugeben.

Für das Dressing schneide die rote Zwiebeln sehr klein und vermische sie mit Himbeeressig, Öl, Wasser, Zucker, Salz und Pfeffer.

Gieße das fertige Dressing erst direkt vor dem Servieren über den Salat.

Dazu schmeckt Dinkelbrot super!

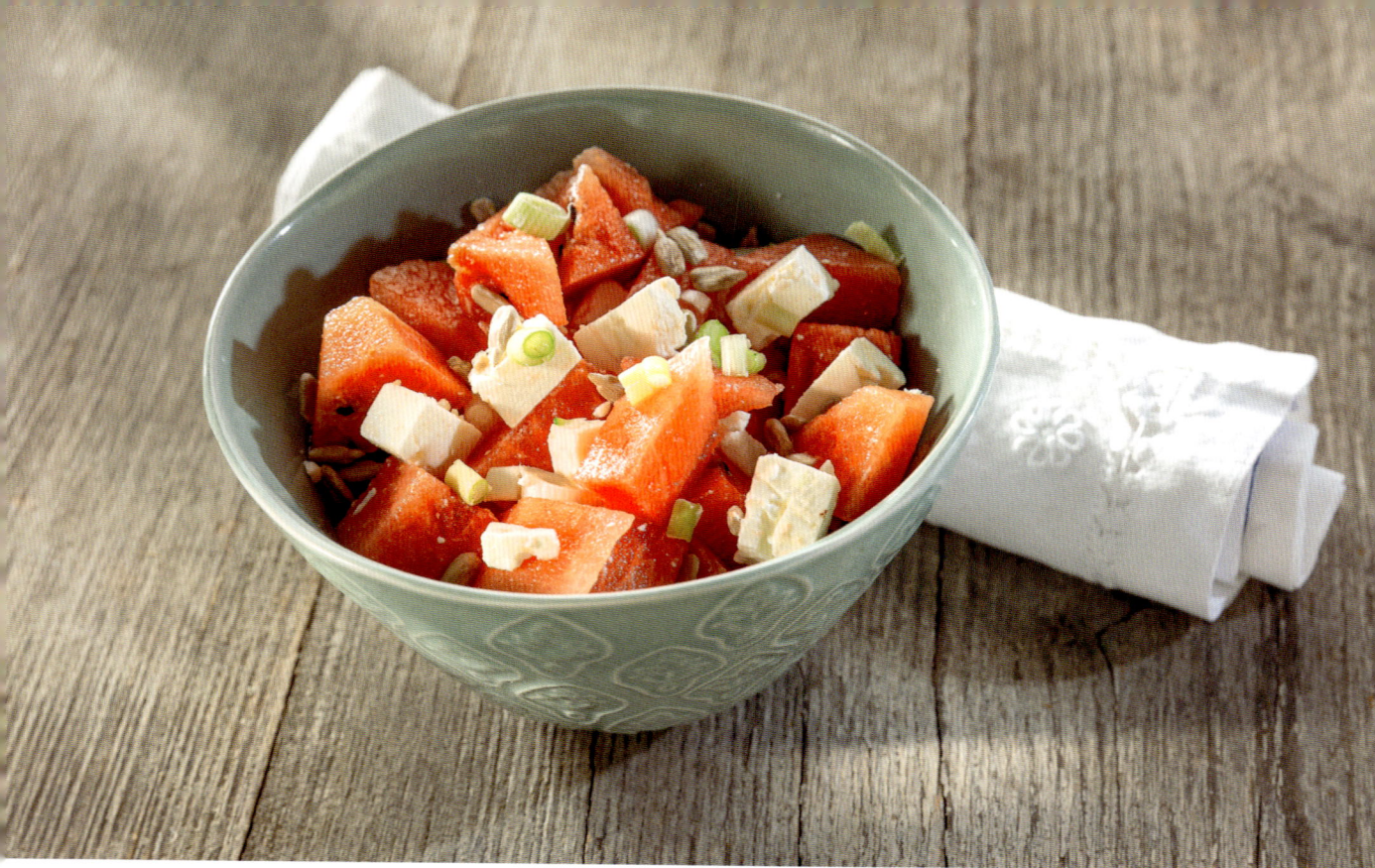

Frische Würfel

WASSERMELONEN-SALAT

ZUTATEN

- ¼ Wassermelone
- Ca. 80–100 g Schafskäse
- 2–3 Frühlingszwiebeln
- 1 EL Sonnenblumenkerne

Tipp: Melonenwürfel aus dem Kühlschrank sind im Sommer auch eine tolle Erfrischung für Zwischendurch!

ZUBEREITUNG

Schneide die Wassermelone und den Schafskäse in etwa gleichgroße Stücke und gib sie in eine Schüssel. Schneide die Frühlingszwiebeln in kleine Ringe und gib sie mit den Sonnenblumenkernen zu den Wassermelone- und Schafskäse-Würfeln. Und schon ist dein Salat fix und fertig und zum Servieren bereit!
Ich finde ihn vor allem perfekt für heiße Tage. Dazu passt sehr gut Baguette (im besten Fall aus Dinkel). Wir essen den Salat im Sommer auch gern als Beilage zum Grillen.

Löffelglück

QUARK MIT HIMBEEREN UND SCHOKOLADE

ZUTATEN

- 250 g Magerquark
- 1 Schuss Wasser
- 100 g tiefgekühlte oder frische Himbeeren
- 1 Stück Zartbitterschokolade
  (mit mind. 75 % Kakaogehalt)

ZUBEREITUNG

Verrühre den Magerquark mit einem Schuss Wasser, bis er eine cremige Konsistenz hat. Lasse die tiefgekühlten Himbeeren – natürlich kannst du auch frische nehmen! – antauen, bis du sie mit der Gabel gut zerquetschen kannst. Du kannst die Himbeeren auch in der Mikrowelle auftauen. Bei Zimmertemperatur brauchen sie etwa 45 Minuten.

Vermische die zerdrückten Himbeeren mit dem cremigen Quark und raspele ein Stück Zartbitterschokolade darüber.

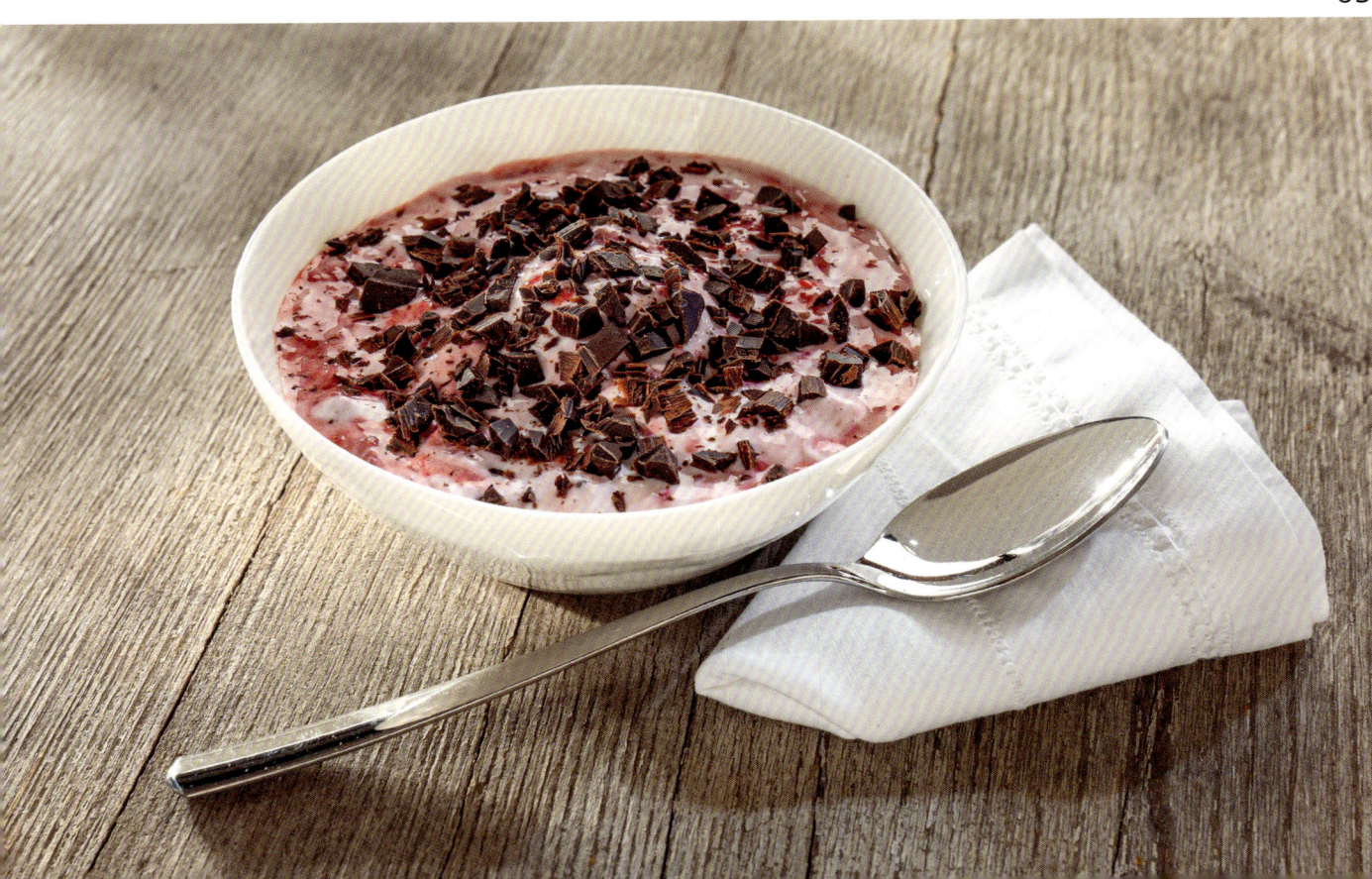

Mikro-Banane

VEGANER SCHOKO-SNACK

ZUTATEN

- 1 Banane
- 1 TL Backkakao
- alternativ Honig und Zimt

ZUBEREITUNG

Schneide die Banane der Länge nach auf. Streue Backkakao darüber und gib die Banane für circa 2–3 Minuten in die Mikrowelle! Schon ist ein schokoladiger Snack fertig! Dazu kannst du noch frisches Obst auf dem Teller arrangieren. Die heiße Banane schmeckt auch sehr gut mit Honig und Zimt. Aber sei kreativ – dir fallen bestimmt noch andere Toppings ein!

Tipp: Natürlich kannst du die Mikro-Banane auch im Backofen zubereiten. Heize dafür den Backofen auf 180 Grad vor und schiebe dann die Banane für 15 Minuten hinein.

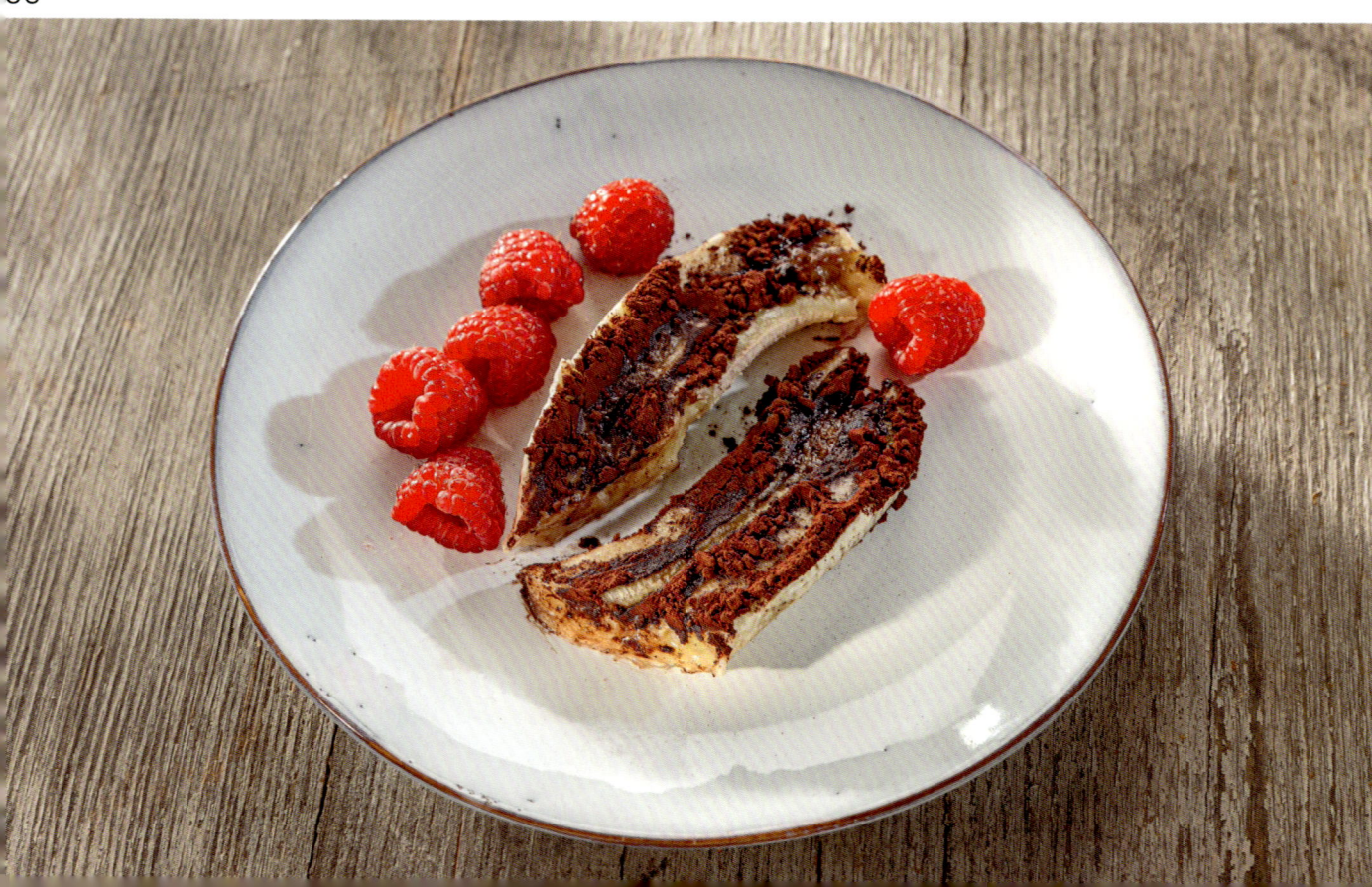

Sommerliebe

VEGANES MANGO-EIS

ZUTATEN

- 1 Handvoll tiefgekühlte Mango-Stücke
- 1 tiefgekühlte Banane (selbst eingefroren)
- Ca. 100 ml Pflanzenmilch, z.B. Mandelmilch
- 1 EL geschrotete Leinsamen

ZUBEREITUNG

Dies ist einer meiner liebsten Snacks im Sommer! Hierfür brauchst du aber einen starken Mixer oder Smoothiemaker.

Gib die Mango- und Bananenstücke zusammen mit dem Leinsamen in deinen Mixer oder Smoothiemaker. Gieße dann die Pflanzenmilch dazu und mixe alles auf stärkster Stufe. Je nachdem, wie leistungsfähig dein Mixer ist, brauchst du evtl. mehr Flüssigkeit. Je weniger Flüssigkeit du nimmst, desto cremiger und eisartiger wird dein Snack. Fülle das vegane Eis in eine hübsche Schüssel und genieße!

Tipp: Meine tiefgekühlten Bananen friere ich immer selbst ein. Am besten geeignet sind sehr reife Bananen, die in Stücke geschnitten in einen Tiefkühlbeutel kommen.

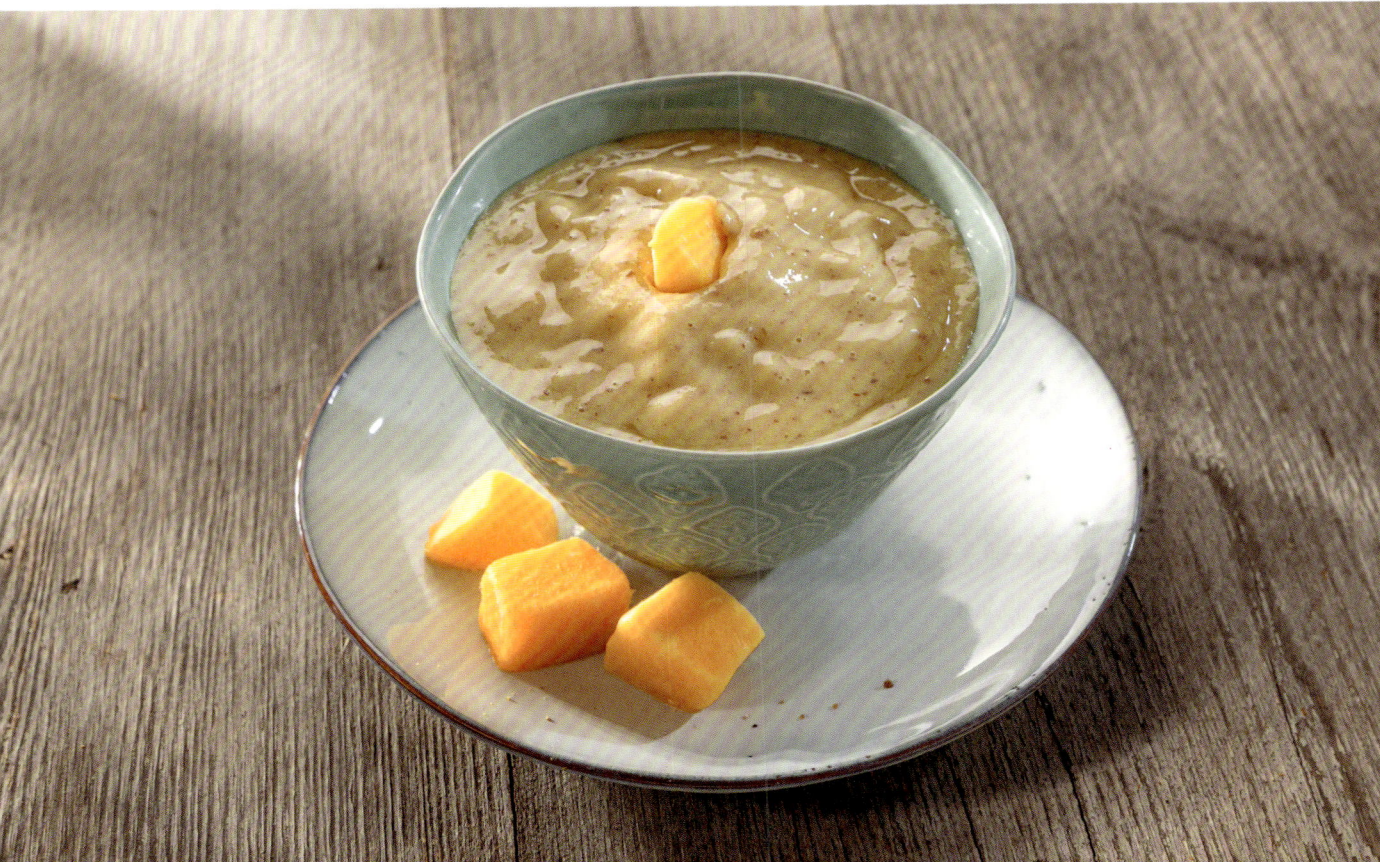

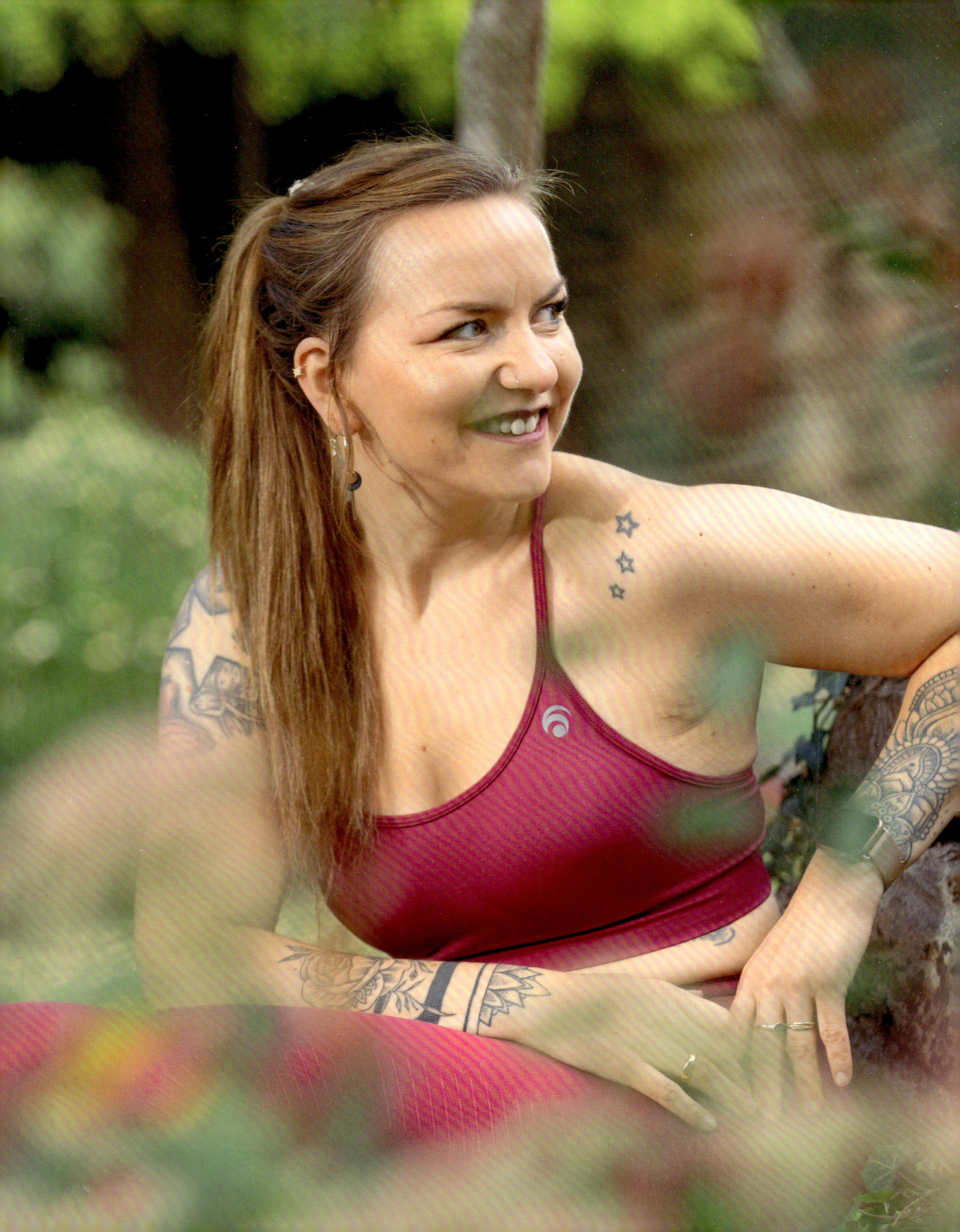

Lifestyle

Dass Hula Hoop eine meiner größten Leidenschaften ist, ist nun kein Geheimnis mehr. Meine Veränderung blieb ja nicht lange unbemerkt. Vor allen von den anderen Frauen im Dorf. Dass dies alles durch Hula Hoop kam, wollte anfangs keiner glauben. Bis ich immer mehr Freunde und Bekannte dazu überreden konnte, es einfach einmal zu probieren. Zu der Zeit gab es noch gute Reifen wie Sand am Meer und so bestellten sich nach und nach quasi alle in meinem Umfeld einen eigenen Reifen. Schnell bekam ich positives Feedback von den Frauen (und auch von den Männern); sie sagten alle, dass ihnen das Hullern viel Spaß machte und wirklich guttat. Die eine hatte deutlich weniger Rückenschmerzen, die andere schnell eine schlankere Taille, die nächste hatte eine geschlossene Rektusdiastase und wieder eine andere fühlte sich einfach fitter. Tag für Tag hörte ich nur Positives – mal abgesehen von den blauen Flecken und schweren Startmomenten. Relativ schnell kam die Idee, eine Hula Hoop-Seite bei Instagram zu erstellen. Ob das jemanden interessieren würde, wusste ich nicht. Aber ich hatte den starken Drang, am liebsten der ganzen Welt mitzuteilen, dass dieser Reifen so viel fürs Wohlbefinden tut. Ich kannte unzählige Frauen, die sich nicht wohlfühlten. Ehrlich gesagt kannte ich kaum eine, die sagte: Ich fühle mich pudelwohl. Ich ahnte, wie viele Frauen sich nach Veränderung sehnten, aber keine Kraft dazu hatten. Aber dieser Reifen kann es schaffen! Das wusste ich. Es mussten also noch mehr erfahren.

Was dies für Dimensionen annehmen sollte, ahnte ich natürlich nicht. Ich erhoffte mir, IRGENDWANN einmal 1000 Follower bei Instagram zu haben. Stell dir mal vor, 1000 Frauen, die hullern. Und wenn nur der Hälfte der Frauen (oder Männer) der Reifen guttut, sind es 500 Frauen (oder halt Männer), die sich besser fühlen. FÜNFHUNDERT! Das wäre doch mega! Und genauso sehe ich es bis heute. Mir ging es nie darum, mich als Person groß in Szene zu setzen. Ich wollte die Möglichkeiten des Reifens zeigen. Den Frauen Mut machen. Ich finde, ich bin da ja das beste Beispiel: Vom Sportmuffel zur Trainerin.

Ich hätte mir Anfangs gewünscht, dass mal eine zu mir sagt: „Komm schon Elli, gib nicht auf! Du kannst es schaffen. Gib dem Reifen noch eine Chance und spann verdammt nochmal deinen Bauch dabei an!" Diese Person, die es mir hätte sagen sollen, wollte ich jetzt für andere sein. Ich wollte Mut machen, Tipps geben und zum Durchhalten animieren. Und das ist mir geglückt. Tag für Tag stieg meine Followerzahl und ich konnte es kaum glauben, dass ich meine magische Zahl der 1000 Follower schnell überschreiten sollte. Manchmal bin ich richtig überrascht, wenn mich Leute in der Stadt ansprechen und fragen, ob ich Elli Hoop sei. Dass sie mich erkennen! Wissen wer ich bin! Denn eigentlich bin ich doch die, die ich immer war. Ganz normal, wie jede andere auch. Ich freue mich natürlich wahnsinnig darüber. Aber so ganz glauben kann ich es immer noch nicht.

INSTAGRAM

Weißt du, was für mich als Mensch toll an Instagram ist? Ich werde als Elli gesehen. Da bin ich einfach Elli. Und nicht nur „die Mama von …" Verstehe mich nicht falsch. Ich genieße es, Mama zu sein, und könnte mir nichts Schöneres vorstellen. Ich wollte immer Kinder. Und bin unfassbar dankbar dafür. Aber was ich anfangs am Mama-sein unterschätzt hatte, war, dass ich wirklich oft nur als „die Mama von" gesehen wurde. Und das von vorne bis hinten. Ja, auch in Bezug auf meinen Körper. Zur Erinnerung: „Dafür, dass du drei Kinder hast, siehst du doch gut aus."

Ich mache das ja selbst so: Wenn ich das Telefonbuch auf meinem Handy durchschaue, finde ich exakt 31 Einträge, wenn ich in die Suchzeile „Mama" eintippe. Ich habe nicht 31 Mamas. Aber 31 Kinder aus meinem Umkreis haben eine Mama, deren Nummer ich so in meinem Telefon gespeichert habe. „Mama von Ben", „Lenas Mama", „Mama von Lennart" sind so typische Beispiele. Ich habe auch nix gegen die 31 Mamas. Aber mir fiel im Moment des Speicherns nicht ihr eigener Vorname ein, weil sie halt immer die Mama von … waren. Und dann war es mir oft zu doof, beim fünften Treffen zu fragen, wie die Mama von … eigentlich selbst heißt. Super, super schade, wie ich jetzt finde. Und ich war oder bin sicher auch bei ganz vielen eine „Mama von", was ja nicht schlimm ist. Ich bin grundsätzlich ja stolz darauf, die Mama von diesen drei wunderbaren Kindern sein zu dürfen.

Endlich ICH

Aber manchmal habe ich mich gefragt: „Wo ist eigentlich Elli?" Tja, und bei Instagram wurde sie gesehen. Dort zeige ich meine Kinder bewusst nicht. Ich thematisiere sie das ein oder andere Mal, da eben Mama-sein immer an erster Stelle steht. Aber ich zeige sie nicht. Ich zeige mich.

Und ICH werde gesehen. Als Elli. Und das war für mich auch eine unglaubliche Motivation. Ich habe gemerkt, dass mich viele Leute mögen (andere mögen mich wiederum nicht und das ist auch völlig in Ordnung so); ich bekomme bis heute so viele positive Nachrichten. So liebe Sätze. Und das motiviert mich Tag für Tag. Ich bin Elli, die es schafft, anderen zu helfen, sich wohler zu fühlen. Das ist doch unglaublich! Und ein so schönes Gefühl für mich. Wie lang habe ich mich selbst nicht wohlgefühlt! Davon ist keine Spur mehr zu sehen.

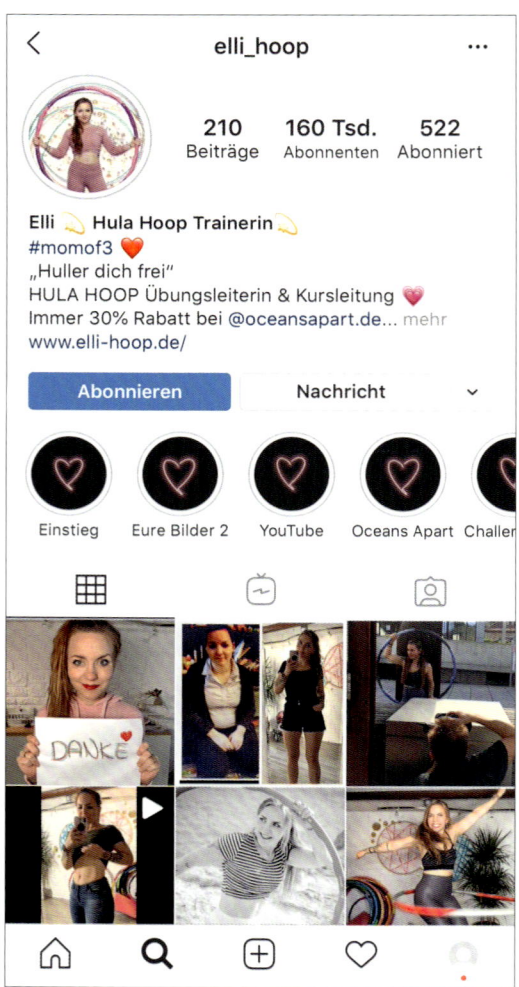

Natürlich haben wir alle bessere und schlechtere Phasen. Tage, an denen wir uns hübscher fühlen als an anderen Tagen. Ich spüre zum Beispiel meinen Zyklus super krass. Zumindest seit ich Mama bin. Aber das ist ein anderes Thema. Ich bin gerade in Plauderstimmung – und das macht es mir auch oft so einfach, meinen Instagram-Account zu führen. Auch wenn es wirklich extreeeem viel Arbeit geworden ist. Aber ich find es geil. Entschuldige die Wortwahl, aber mir fällt gerade einfach kein passendes Wort ein als einfach: geil.

Niemals hätte ich damit gerechnet, damit auch einmal Geld verdienen zu können. Und ich staune nicht schlecht, wenn ich sehe, wie viel Geld mir von der einen oder anderen Firma angeboten wird. Aber ich mache bewusst bisher nur verhältnismäßig wenig Werbung auf meinem Profil. Meine Follower stelle ich mir irgendwie alle so vor, wie ich es selbst war. In der Findungsphase und eben auch mit einem relativ schmalen Geldbeutel.

Ich habe nie das Geld aus dem Fenster werfen können. Mein Mann schafft es, unsere Familie toll zu versorgen. Aber es fühlt sich für mich komisch an, immer nur das Geld meines Mannes auszugeben. Klar, ich bin seine Frau, die Mama seiner Kinder, im Prinzip auch seine Putzfrau und manchmal Sekretärin. Aber eben freiwillig. Jetzt habe ich dank Instagram und Hula Hoop mein eigenes Geld. Es wild aus dem Fenster werfen kann ich immer noch nicht. Möchte ich aber auch nicht.

Der Start bei Instagram

Wusstest du eigentlich, wie es bei Instagram für mich begann?

Da ich es geschafft hatte, in meinem privaten Umfeld andere Frauen zum Hullern zu motivieren, wollte ich es auch online versuchen. Mein Ziel war es, irgendwann mal 1000 Follower zu haben. Übrigens hieß mein Account die ersten Tage noch „reifen_elli". Es fühlte sich noch nicht richtig an, aber mir fiel einfach nichts Besseres ein. Am Anfang erzählte ich niemandem von meinem Profil. Ich wollte erst einmal wissen, wie es sich überhaupt anfühlt, mich so offen zu zeigen. Eines Abends hatten wir Besuch von unseren besten Freunden Nina und Mirko und ich erzählte Nina von meinem Vorhaben, einen Instagram-Account zu führen, und zeigte ihr meine Seite mit bis dahin zwei Beiträgen. Sie sah mein Profil und fing laut an zu lachen! „reifen_elli???" Ich fragte, ob ihr etwas besseres einfiele. Sie überlegte nur kurz und sagte „Wie wäre es mit elli_hoop?" Bingo. Das war's. Elli Hoop. Dass ich nicht selbst darauf gekommen war! Elli Hoop. Ja, das bin ich. Und es fühlt sich verdammt gut an.

Ich hatte ja gehofft, ein paar Leute zum Hullern motivieren zu können, und deshalb bin ich dran geblieben. Auch wenn ich anfangs von sooooo vielen Leuten dafür belächelt wurde. Ich glaube, keiner konnte sich vorstellen, wie weit ich mal kommen würde. Ich selbst ja auch nicht. Aber es ist schön zu sehen, wie viele sich für mich darüber freuen. Vor allem meine Schwester Karin und auch meine engsten Freunde.

Mit Kritik umgehen

Natürlich hagelt es in den sozialen Medien auch schnell einmal Kritik. Vor allem, wenn ich Werbung hochlade. Aber mittlerweile stehe ich darüber. Konstruktive Kritik nehme ich dagegen sehr gern an. Alles andere versuche ich, nicht an mich heran zu lassen. Werbung ist nun mal die einzige Möglichkeit, bei Instagram Geld zu verdienen. Und da es mittlerweile zu einem Vollzeitjob geworden ist, sehe ich das Geld durch die Werbung quasi als mein Gehalt an. Ich versuche aber auch, meinen Followern stets guten Content zu bieten.

Und Gott sei dank ist es bislang so, dass 98 % aller Nachrichten durchweg positiv und liebevoll sind. Motivation pur!

WIE GEHT'S WEITER?

Wo für mich die Reise hingeht, weiß ich gar nicht. Ich merke, dass das Interesse wächst. Ich hatte schon einige Interview-Anfragen und auch richtige Interviews. In einem meiner Kurse war eine super sympathische Reporterin von RTL Explosiv dabei. Und alleine das war unglaublich. Da ist doch wirklich eine Reporterin vom Fernsehen in meine klitzekleine Stadt gekommen, um sich von mir Tipps zu holen und eine meiner Hula Hoop-Kursstunden mitzumachen. Ist das nicht cool?

„Ich bin immer noch die Elli von damals."

Mein Lifestyle an sich hat sich durch all das aber nicht verändert. Denn bis auf mein Äußeres und mein Selbstbewusstsein bin ich immer noch die Elli von damals. Die etwas verpeilt ist, oft chaotisch. Die ein Familienmensch ist. Für die es immer noch nicht viel Schöneres gibt, als sonntags mit der Familie zusammenzusitzen bei einer leckeren Tasse Kaffee und einem Stück Torte dazu. Bis auf die Tatsache, dass ich halt ab und zu mal angesprochen werde, wenn ich unterwegs bin, ist alles gleich. Ok, und dass ich schon im Fernsehen zu sehen war, ein eigenes Buch geschrieben habe und 160 000 Leute habe, die mir bei Instagram zusehen. Wenn ich das so schreibe, hört es sich doch ein wenig verrückt an.

Aber die Wäscheberge in meinem Haus, die Gefahr, zu Hause ständig auf Kinderspielzeug zu treten, und das Geschirr, das sich in der Spüle stapelt, holen mich immer sehr, sehr schnell auf den Boden der Tatsachen zurück und das ist auch gut so. Besonders für meine Kinder möchte

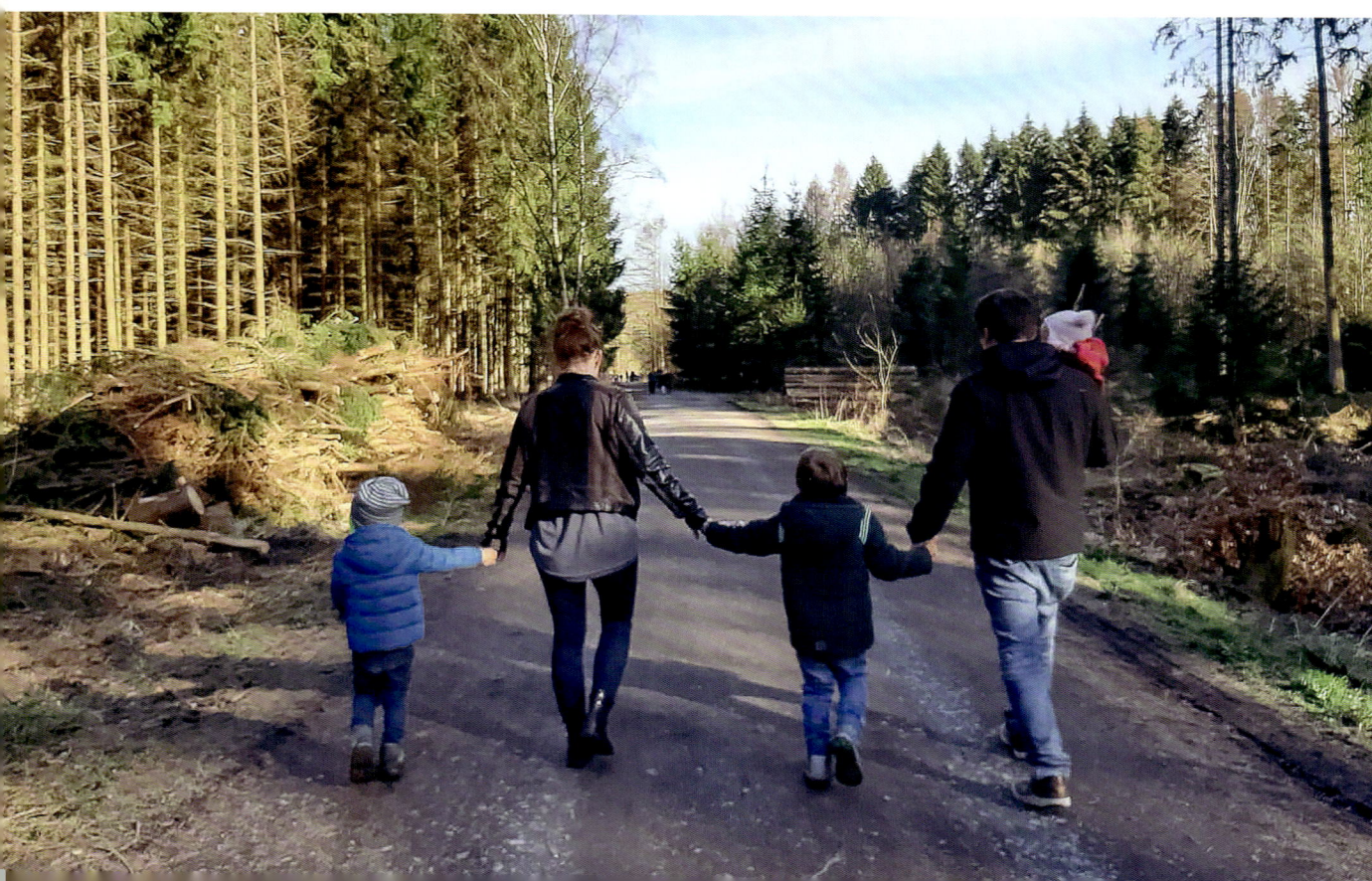

ich einfach die Mama bleiben. Und niemand, der irgendwie besser zu sein scheint als die anderen. Denn das bin ich nicht. Klar, für sie bin ich die Beste. Eben die beste Mama. Und sonst nichts.

„Besonders für meine Kinder möchte ich einfach die Mama bleiben."

Mir war aber auch schnell klar, dass ich mich trotz meiner bisher steigenden Followerzahl nicht ganz auf Instagram verlassen möchte. Es ist immerhin eine App. Sie könnte morgen weg sein, oder ich könnte auch einfach keine Lust mehr haben, Tag für Tag in mein Telefon zu quatschen. Also schaute ich von Anfang an, dass ich auch neben meinem Account bei Instagram arbeite. Mittlerweile gebe ich mehrere Hula Hoop-Kurse in der Woche und habe meinen eigenen YouTube-Kanal Elli Hoop, auf dem ich den Leuten nicht nur Tipps gebe, sondern auch immer mal wieder neue Workouts zum Mitmachen hochlade.
Ich freue mich auf alles was kommt. Sei es beruflich oder privat. Ich bin zu allem bereit. Denn dank des Reifens bin ich stark. Dank des Reifens bin ich glücklich. Dank des Reifens bin ich frei.

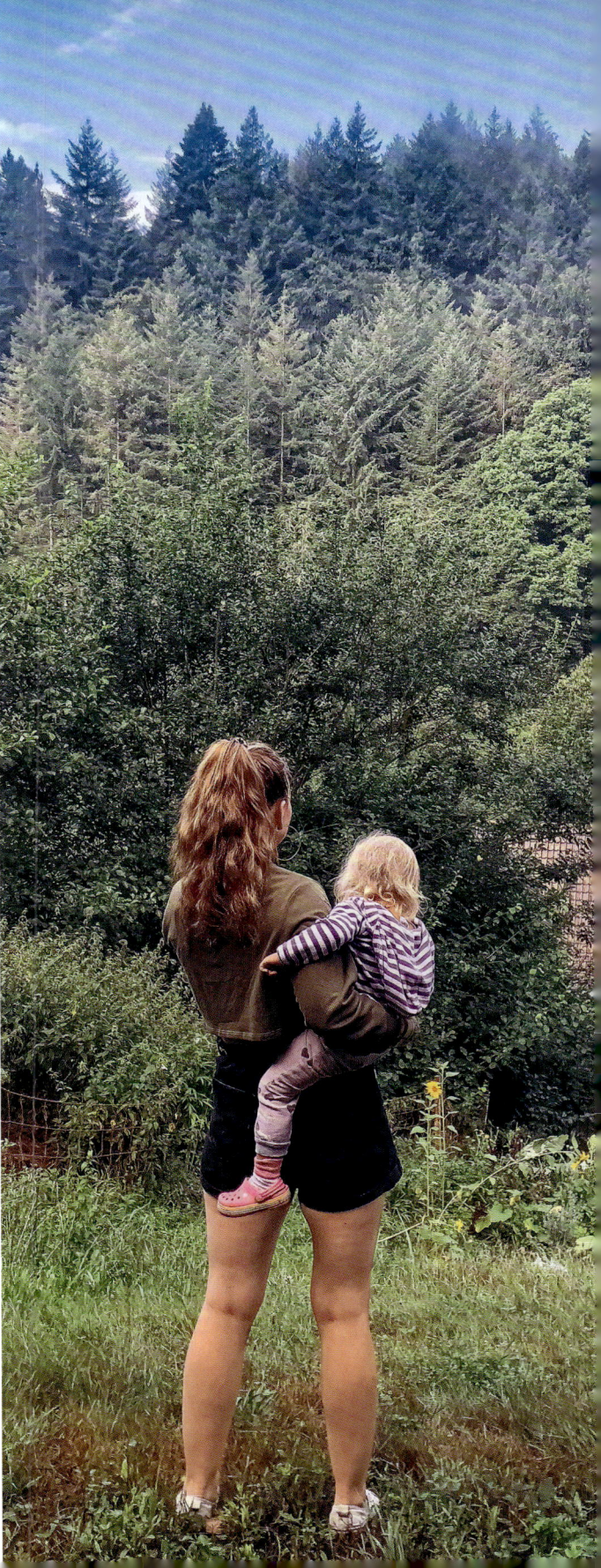

MEINE KURSE

An meinen Kursen liebe ich definitiv den direkten Kontakt. Ich kann bei den Teilnehmern direkt sehen, was sie verbessern könnten, sehe, wo sie Hilfe brauchen, und vor allem sehe ich deren tolle Erfolge. Es ist der Wahnsinn, wie sich die Teilnehmerinnen innerhalb von zehn Wochen steigern. Ich freue mich für jede von ihnen und habe auch zu meinen Teilnehmerinnen immer ein tolles Verhältnis. Besonders zu den Mädels aus meinen allerersten Kursblöcken.

Ich war am Anfang natürlich unfassbar nervös. Habe mich gefragt, ob die Mädels meine Übungen mögen, ob sie es überhaupt schaffen, den Reifen oben zu halten. Ob sie zur zweiten Stunde wiederkommen, wenn sie nach der ersten Stunde blaue Flecken hatten. Und all diese Dinge. Das frage ich mich natürlich weiterhin bei meinen Kursen. Aber bei dem ersten Kurs war es noch einmal anders. Der erste Kurs war schließlich auch entscheidend. Hätten die Mädels ihn schlecht gefunden, hätte ich ganz sicher keinen zweiten Kurs angeboten. Geschweige denn den dritten, vierten, fünften und sechsten. Und es könnten noch mehr werden.

Die Nachfrage ist da, die Lust theoretisch auch. Bliebe noch der nicht ganz unwichtige Faktor Zeit. Denn wie schon gesagt: Ich bin Mama von drei Kindern, habe einen Haushalt zu erledigen und meine Instagram-Seite, die gepflegt werden möchte, und dann sind da noch meine Freunde. Und mein Patenkind und ihr Bruder. Mein Tag bräuchte mindestens 56 Stunden, um allen gleichermaßen gerecht zu werden. Aber ich bin froh darum. So ist mir Langeweile ein Fremdwort. Und bei Instagram entscheide ich immer noch ganz allein. Da bin ich der Boss, bzw. die „Bossin", und sage, wo es lang geht.

Und wenn ich einmal keine Zeit habe, einen Post abzuliefern, haben die meisten meiner Follower großes Verständnis dafür. Ich mache eigentlich immer wieder klar: Meine Familie steht an erster Stelle. Das war so, das ist so und das soll auch immer so bleiben. Und es gibt einfach Tage, da passt kein Instagram rein. Da möchte ich nichts anderes sein als Mama und genieße die Zeit mit den Kindern total. Hach, sie werden so schnell groß. Wieder ein anderes Thema. Du merkst: Ich könnte vermutlich noch zehn weitere Bücher schreiben und dich vollquatschen. Dabei möchte ich hier doch nur eins sagen:

„Mach Hula Hoop"

Bald möchte ich für Workshops in andere Städte kommen und freue mich schon wahnsinnig darauf, dabei hoffentlich einige meiner Follower persönlich kennenzulernen. Denn ich weiß, dass ich ohne meine Follower nicht so weit gekommen wäre. Zumindest nicht in der verhältnismäßig kurzen Zeit.

Meine Vision

Mittlerweile sieht man ja immer mehr Hula Hoop-Accounts auf Instagram, viele Mädels, die sich miteinander austauschen. Sich Tipps holen, sich gegenseitig motivieren und ihre Leidenschaft des Hullerns einfach teilen. Und das ist so wahnsinnig schön. Ein Reifen, der ganz viele Menschen miteinander verbindet. Und ein Reifen, der seine Kreise zieht. Virtuell und auch in der realen Welt. Ich träume von großen Wiesen mit vielen Menschen, die hullern – Frauen, Männer, Kinder, Opas, Omas. Einfach alle. Denn zusammen ist es ja immer noch am schönsten.

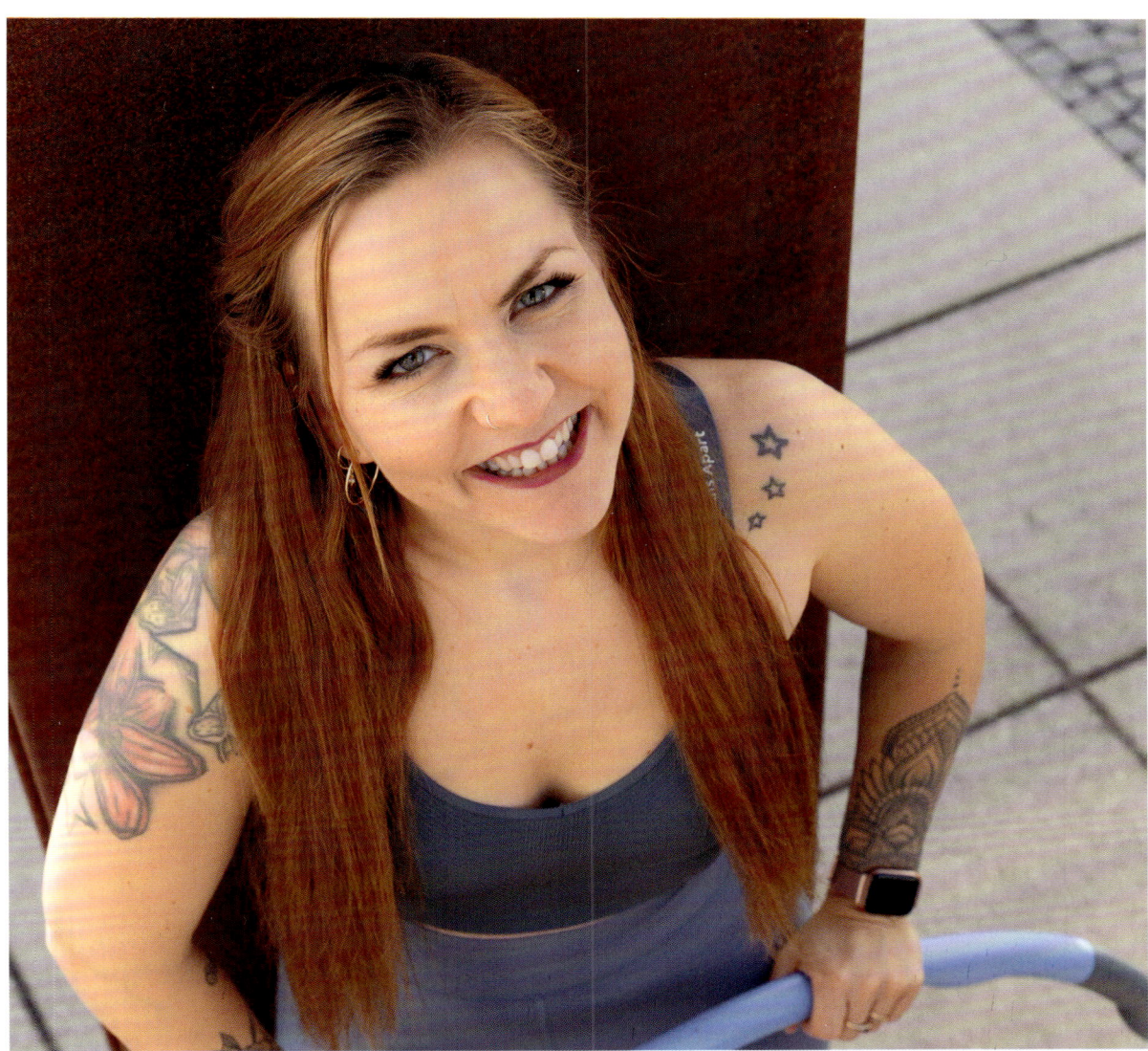

ELLI

Elli Haschke ist glücklich verheiratet und lebt
mit Mann und ihren drei Kindern in einem Dorf
in der Nähe von Unna.

Nach ihrem Modejournalismus-Studium wid-
mete sie sich ganz ihrer Familie. Als absoluter
Familienmensch genießt sie jede Minute mit ihr!
Eigentlich ist Elli sportfaul und hätte sich noch
vor ganz wenigen Jahren nicht vorstellen können, sich so regelmäßig und viel zu bewegen wie

heute. Aber als Kämpferin konnte sie ihre Prob-
leme mit Gewicht und Gesundheit nicht hinneh-
men. Heute schwingt sie täglich den Reifen und
gibt ihre Fähigkeiten lebensfroh und humorvoll
in ihren Hula Hoop-Kursen weiter.

elli-hoop.de
Instagram: @elli_hoop
YouTube: Elli Hoop

Zum Schluss

Kaum zu glauben: Vor einigen Wochen war es noch ein Traum, jetzt habe ich es vor mir. MEIN BUCH!

Und ich bin schon ganz gespannt, was meine Leser – also auch du – dazu sagen werden. Zum Glück gibt es das tolle Team von ZweiKonzept: Sie haben mein gesamtes Buchprojekt von Beginn an betreut, mir wertvolle Tipps gegeben und waren beim Fotoshooting an meiner Seite. Da war ich so unfassbar aufgeregt, das kannst du dir nicht vorstellen! Aber die Tage vergingen mit viel Arbeit, aber auch extrem viel Spaß. Auch wenn sich die Arbeit in meinen Augen total gelohnt hat, bin ich nun froh, die letzten Zeilen zu schreiben. Nicht, weil es mir keinen Spaß macht (im Gegenteil!), sondern weil es unfassbar viel Zeit in Anspruch genommen hat. Ich habe ja auch drei relativ kleine Kinder, einen Haushalt, eine Ehe, Instagram, meine Kurse, meine Freunde etc. Alles will gepflegt werden. Und in den letzten Wochen ist viel passiert: Mein Sohn brach sich den Arm und musste operiert werden, meine Tochter wurde krank, und es passierte vieles, das NICHT in den Plan passte. Aber irgendwie wäre es auch nicht MEIN Buch, wenn alles nach Plan gelaufen wäre.

So bin ich. Oft mal planlos, chaotisch und ver- peilt. Und trotzdem voller Liebe für die Dinge, die ich tue. Und somit auch für dieses Buch, das du gerade in der Hand hältst. DU liest mein Buch. Dafür danke ich DIR. Alleine dafür hat sich die Arbeit gelohnt. Danke.

Danke

sagen, das möchte ich Britta und Tina von ZweiKonzept und dem frechverlag für ihr Vertrauen in mich.

Und meinen Freunden. Vor allem Nina N für den Namen Elli Hoop. Ohne dich wäre ich bei Instagram vermutlich immer noch „reifen_elli". Lin, danke für deine Unterstützung in allen Lebenslagen. Tanja, danke, dass du meine Verpeiltheit akzeptierst und mir in letzter Zeit das ein oder andere Mal den Allerwertesten gerettet hast. Elena: du, ich und drei Sterne für immer.

Ein riesen Dank auch an meine Schwestern Frauke, Britta und besonders Karin. Ich bin gespannt, was ihr zu dem Buch sagt und was Mama und Papa wohl sagen würden.

Und nun: Meine wundervollen Kinder. Ihr drei seid das Beste in meinem Leben. Ihr habt mich zu einer Mama gemacht und mir gezeigt, wie es ist, bedingungslos zu lieben. Euch ist mein Äußeres immer egal, denn ihr schaut auf das Innere. Und ich wünsche mir für euch, dass es ewig so bleibt.

Zum Schluss ein Dank an meinen tollen Mann Matthias. Seit über zehn Jahren gehst du mit mir durch dick und dünn, in guten wie in schlechten Zeiten (Niemals hätte ich gedacht, dass diese Sätze mal so passen könnten). DU bist immer da. Danke für deine Liebe, deine Unterstützung und dein Vertrauen. Danke für dich!